Vegetarische Express-Rezepte

180 schnelle Alltags-Blitz-Gerichte für Berufstätige.
Höchstens 10 Zutaten und in maximal
30 Minuten fertig auf dem Teller

Matthias Kronberger

Inhaltsverzeichnis

Einleitung

Bei der vegetarischen Ernährung wird auf Fleisch und Fisch verzichtet. Diese Ernährungsform ist gekennzeichnet durch moralische Prinzipien und eine geringere Zufuhr von Fetten. Weitere Beweggründe für Vegetarismus sind u. a. die Nachhaltigkeit, die Tendenz zu einer auf pflanzlichen Lebensmitteln basierenden (und somit gesünderen) Ernährung sowie die Durchführung einer Diät. Darüber hinaus ist diese Ernährungsform ebenfalls interessant als ein zeitlich begrenztes Experiment: Wie fühlt es sich an, Fleisch und Fisch aus dem Speiseplan zu streichen?

Mit den Rezepten dieses Buches finden Sie Antworten auf Ihre Fragen, setzen den Vegetarismus erfolgreich um und erlangen praktische Anleitungen zur Zubereitung der Rezepte. Zudem gelingt es Ihnen, trotz Zeitmangel und begrenzter Kochkünste, die Rezepte zu realisieren. Denn häufig scheitert eine Ernährungsumstellung aufgrund von Zeitmangel und begrenzten Fähigkeiten. Um Ihnen bei diesen Aspekten entgegenzukommen, wurde bei der Auswahl der Rezepte nach einem klaren Schema vorgegangen:

- Einfach zu kaufende Zutaten
- Simple Umsetzung der Rezepte
- Geringer Zeitaufwand in der Zubereitung der Speisen

Alle benötigten Zutaten können Sie in einem einzigen Supermarkt finden. In seltenen Fällen kann es sein, dass sie ein Fachgeschäft aufsuchen müssen – dafür werden Sie mit einem außergewöhnlichen Rezept belohnt!

Die simple Umsetzung der Rezepte gilt sowohl für Laien als auch für Profis. Laien können mit den Rezepten dieses Buches das Kochen lernen und anschließend eigenständig Rezepte abwandeln oder auch neue Rezepte kreieren. Profis können von vornherein variieren oder entdecken, wie ausgefallen sogar einfachste Rezepte sein können.

Vom geringen Zeitaufwand in der Zubereitung der Speisen profitieren alle Leser. Denn zwischen Arbeit, Hobby, Haushalt, familiären Verpflichtungen, Chats und Telefonaten sowie weiteren Pflichten können sich einige Personen gestresst fühlen, weshalb sie häufig auf die Notlösung (Fast Food oder Fertigessen) zurückgreifen. Mit den Rezepten dieses Buches erhalten Sie Zugang zu einer Vielzahl an Speisen, Snacks und Desserts, die schnell zubereitet werden können und zudem lecker sind.

Sowohl für Sie alleine als auch in großen Familienrunden und bei Besuch von Bekannten gelingt es Ihnen mit den Rezepten dieses Buches, für die passende Beköstigung zu sorgen. Abgesehen von Fleisch und Fisch wird aus einer großen und abwechslungsreichen Bandbreite an Lebensmitteln geschöpft - von den beliebten Fleischersätzen *Tofu*, *Jackfruit* und *Topinambur* über die Milchprodukte tierischen Ursprungs (für ausgezeichnete Joghurts und Shakes) bis hin zur Obst- und Gemüsevielfalt für eine vollwertige und gesunde Ernährung. Testen Sie in den Kategorien *Frühstück, Salate, Suppen, Hauptspeisen, Snacks und Dips* sowie *Desserts und Getränke* aus, wie abwechslungsreich und schmackhaft der Vegetarismus sein kann.

Nachdem Sie einen Überblick über das Angebot der Rezepte erhalten haben, sollen Sie nun zunächst das Wichtigste über den Vegetarismus erfahren. Dies richtet sich vor allem an Leser, die neu im Vegetarismus sind oder sich aus anderen Gründen vertiefend informieren möchten.

Das *Robert Koch-Institut* (RKI) aus Berlin veröffentlichte im *Journal of Health Monitoring 2016* Informationen zur Verbreitung der vegetarischen Ernährungsweise in Deutschland. Dabei bezog es sich auf verschiedene fachliche Quellen und trug die gesundheitlichen Mehrwerte der vegetarischen Ernährung wie folgt zusammen:

- Im Rahmen einiger Studien wurde eine positive Balance der verschiedenen Nährstoffe (u. a. Vitamine, Mineralstoffe und Spurenelemente) in der Lebensmittelzufuhr beobachtet.
- Häufig beobachtete verbesserte Versorgung mit Folat im Vergleich zu nicht vegetarisch lebenden Personen
- Beobachtung einer besseren Zufuhr an Ballaststoffen und ungesättigten Fettsäuren bei Vegetariern mit Verweis auf EPIC-Oxford-Studie
- Vegetarische Ernährung kann bei der Gewichtsabnahme helfen.
- Mit der Nennung einer aktuellen Meta-Analyse als Quelle wird der Vegetarismus mit einem geringeren Risiko für bestimmte Herzkrankheiten bei Männern und Frauen in Verbindung gebracht.

Gleichwohl verweist das RKI in seinem Dokument auf die in der Vergangenheit oftmals diskutierten gesundheitlichen Risiken bei einer vegetarischen Ernährung. Hierzu gehören u. a. eine Unterversorgung mit dem für die Gehirnfunktion wichtigen ***Vitamin B***$_{12}$, dem für die Blutbildung notwendigen Mineralstoff ***Eisen*** sowie dem für die Schilddrüsenfunktion essenziellen Mineralstoff ***Jod***. Vitamin B$_{12}$ ist (ebenso wie Eisen) vor allem in Fleisch enthalten, während Fisch eine wichtige Jod-Quelle darstellt. Das RKI stellte fest, dass besagte Nährstoffdefizite unter Vegetariern jedoch nicht zwingend häufiger auftreten als bei Personen, die sich nicht vegetarisch ernähren. Eine abwechslungsreiche Ernährung ist der Schlüssel zu einer ausreichenden Nährstoffversorgung. Für die Zufuhr des Vitamins B$_{12}$ ist auf eine regelmäßige Aufnahme von Nahrungsergänzungsmitteln zu achten. Letztlich kann durch eine vegetarische Ernährung eine vollwertige Versorgung mit allen essenziellen Nährstoffen sichergestellt werden. Dabei können sich Personen, die sich vegetarisch ernähren, flexibler ernähren, als Personen, die vegan leben.

Doch die vegetarische Ernährung hat auch gesundheitliche Nachteile. Den bedeutendsten Nachteil fanden Wissenschaftler aus Oxford in ihren Studien heraus, wie die Ärztezeitung in einem Artikel berichtet. So sei das Risiko für Hirninfarkte bei Vegetariern um 20 % höher als bei Fleischessern. Zwar gleichen die sonstigen gesundheitlichen Mehrwerte dieses Risiko gewissermaßen aus, aber dennoch ist die Suche nach Optimierungsmöglichkeiten in der vegetarischen Ernährung wichtig. Das Team aus Oxford fand bei den Personen mit erhöhtem Schlaganfallrisiko geringere Mengen an Vitamin B$_{12}$, Vitamin D, essenziellen Aminosäuren und ungesättigten Omega-3-Fettsäuren im Blut vor. Demnach sollte das Ziel einer vegetarischen Ernährung sein, ein verstärktes Augenmerk auf die Integration dieser Nährstoffe in den Lebensmittelplan zu legen. Vegetarische Quellen für die genannten Nährstoffe sind u. a. die folgenden:

- Vitamin B$_{12}$: Milch, Käse, Joghurt, Quark und Eier
- Vitamin D: Eier, Pfifferlinge, Champignons und Avocados
- Aminosäuren: Viele Eiweißquellen aus tierischen Produkten (insbesondere Eier), weil darin die essenziellen Aminosäuren in den günstigsten Zusammensetzungen enthalten sind
- Omega-3-Fettsäuren: Chiasamen, Leinöl, Rapsöl, Sojaöl und Nüsse

Diese Empfehlungen gelten ergänzend zu den Rezepten. Denn in den Rezepten dieses Buches wurde nicht ausschließlich auf diese Kriterien geachtet, weil einige der genannten Lebensmittel als Snack oder in anderer Form konsumiert werden können. Sollten Sie beispielsweise zusätzlich zu den Rezepten dieses Buches täglich ein paar Walnüsse zwischendurch essen, sich eine halbe Avocado gönnen und zwei Gläser Milch trinken, haben Sie eventuelle gesundheitliche Risiken der vegetarischen Ernährung gesenkt und zusätzlich sogar einem möglichen Heißhunger vorgebeugt.

Zudem wird bei den Rezepten dieses Buches Wert auf den Aspekt der Einfachheit gelegt. Jedes Rezept beginnt mit einer Kalorienkalkulation sowie mit Angaben zum Gehalt an Kohlenhydraten, Fetten und Eiweißen. Dies erleichtert Ihnen die Auswahl der Rezepte, wenn Sie die vegetarische Ernährung z. B. aus sportlichen Aspekten oder im Rahmen einer Diät durchführen. Sie finden alle relevanten Zahlen zur Umsetzung der Ernährung übersichtlich vor.

Eine vegetarische Ernährung kann also in vielfacher Hinsicht zu einer verbesserten Gesundheit beitragen. Eine abwechslungsreiche und kalorienbewusste Auswahl der Rezepte fördert die gesundheitlichen Mehrwerte. Es spricht daher vieles für eine Umstellung der eigenen Ernährung auf den Vegetarismus.

Doch es gibt noch weitere Beweggründe, sich vegetarisch zu ernähren. Einer dieser Gründe ist moralischer Natur. Dabei ist, neben der Ablehnung der Tötung der Tiere, auch der Protest gegen die Art der Haltung bis zur Schlachtung der Tiere ein denkbarer Beweggrund. Fleisch in Bio-Qualität stellt für einige Personen eine akzeptable Alternative dar. Der Preis wiederum ist jedoch für einige Haushalte derart hoch, dass eine konstante Ernährung mit Bio-Fleisch nicht realisierbar ist. Aus diesem Grund wechseln viele Menschen zum *Pesco-Vegetarismus*, bei dem sie auf Fleisch verzichten, aber nach wie vor Fisch konsumieren, oder sie wechseln komplett auf den Vegetarismus.

Über die moralischen Gründe hinsichtlich der Tötung sowie der Haltung von Tieren hinausgehend, besteht eine mögliche Ambition von Vegetariern darin, die Auswirkungen auf die Umwelt zu optimieren. Nach Studien an einer Universität in Oxford könnten sich die Treibhausgasemissionen bis zum Jahr 2050 durch eine pflanzenbasierte Ernährung um 29 bis 70 %

reduzieren. Die Gründe für diese Perspektiven sind vielfältig. Zum einen würde das von Rinderherden in hohen Mengen ausgestoßene Methan zurückgehen. Zum anderen sind für die Tierhaltung Ressourcen notwendig, die eine ungünstige Auswirkung auf die Umwelt haben. Dazu gehören beispielsweise Flächen, für die Wälder abgeholzt werden. Außerdem ist ein hoher Wasserverbrauch auf die Tierhaltung zurückzuführen. Darüber hinaus würde eine Ernährung mit dem Fokus auf pflanzliche Lebensmittel aktiv zur Erweiterung der Pflanzenwelt beitragen. Denn um eine zunehmende Nachfrage an pflanzlichen Lebensmitteln zu decken, müssten mehr pflanzliche Lebensmittel geschaffen, also angepflanzt, werden.

Natürlich können Sie, als eine einzige Person, nicht dafür sorgen, dass der Bedarf an pflanzlichen Lebensmitteln steigt und weniger Tiere geschlachtet werden. Aber Sie leisten einen kleinen Beitrag. Letztlich ist jeder kleine Beitrag essenziell für das große Ganze. In Deutschland ernähren sich seit ca. 20 Jahren schätzungsweise zwischen zwei und zehn Prozent der Bevölkerung vegetarisch. Sie sind also nicht alleine und durchaus imstande, im Rahmen der Kraft einer größeren Gruppe, einen wichtigen Beitrag zu leisten.

Sich vegetarisch zu ernähren, bedeutet also, einen Beitrag zum Wohle der Tiere und der Umwelt zu leisten. Das Erreichen utopischer Ziele, wie der Senkung der Treibhausgasemissionen um 70 % durch den Vegetarismus, ist nicht zu erwarten, aber kleine positive Auswirkungen sind absolut im Rahmen des Möglichen. Dafür braucht es Personen, die sich dem Vegetarismus gegenüber offen präsentieren und ihn überzeugt praktizieren.

Vor dem Umsetzen der Rezepte wissen Sie also, dass Sie vieles beeinflussen können. Als Vegetarier sind Sie keineswegs alleine, wie es einigen Personen des Öfteren erscheinen mag. Sie dürfen davon ausgehen, dass Sie regelmäßig auf andere gleichgesinnte Vegetarier treffen, mit denen Sie einen vereinfachten Einstieg in Gespräche finden. Andere Personen werden Sie möglicherweise für Ihre Disziplin bewundern und Näheres erfahren wollen. Die Personen, die Vegetarier herablassend oder entsetzt anschauen und sich fragen, wie ein Leben oder ein langer Zeitraum ohne Fleischkonsum möglich ist, werden in der Gesellschaft immer weniger. Laut des *Journal of Health Monitoring* des RKI in Berlin steigt die Häufigkeit des Vegetarismus mit dem Bildungsstand in der Bevölkerung. Ein weit verbreitetes Bewusstsein für die Wichtigkeit einer vegetarischen Ernährung könnte also durch mehr Bildung und Aufklärung geschaffen werden. Diese Aufklärung kann sogar durch Sie erfolgen - an die Personen in Ihrem Umfeld.

Es handelt sich also um mehr als nur leckere Rezepte, die Sie in den folgenden Kapiteln erwarten. Sie erhalten die Möglichkeit, Essen neu zu definieren, eigene moralische Grundsätze umzusetzen und eventuell sogar andere Personen von einer alternativen Ernährungsform zu überzeugen. Zudem tun Sie Ihrer Gesundheit etwas Gutes. Zögern Sie also nicht und durchstöbern Sie die Kategorien, die mit insgesamt 180 Rezepten auf Sie warten. Viel Spaß beim Ausprobieren!

Frühstück

Das vegetarische Frühstück zeichnet sich dadurch aus, dass es einen guten Start in den Tag ermöglicht. Eine Hürde, die bereits in der Einleitung erwähnt wurde, ist der Zeitfaktor. Vor allem beim Frühstück sind viele Menschen unter Zeitdruck. Damit Sie möglichst gelassen in den Tag starten können, erwarten Sie im Folgenden schnelle Frühstücksrezepte, die keinen großen Zeitaufwand erfordern.

Doch auch auf die Bekömmlichkeit eines Frühstückes ist zu achten. Wer zum Frühstück bereits Fleisch gegessen hat, wird wissen, dass dies zwar sättigt. Jedoch belastet das daraufhin lange im Magen befindliche Fett den Verdauungstrakt den gesamten Tag über. Ein fleischloses Frühstück enthält weniger Fett und ist somit bekömmlicher.

Zudem darf die Ästhetik eines vegetarischen Frühstückes nicht missachtet werden. Denn gerade im Sommer eignen sich ein Frühstück mit vielen Früchten oder ein schneller Smoothie hervorragend, weil die sommerliche Stimmung unterstrichen wird. Viel Spaß beim Ausprobieren!

Arme Ritter mit Blaubeeren

Nährwerte pro Portion: 323,8 kcal, 60,7 g KH, 6,6 g EW, 4,2 g FE
Zubereitungszeit: 20 Minuten

Zutaten für 2 Portionen:

- 4 Scheiben Vollkorntoast
- 150 ml Hafermilch
- 1 Päckchen Vanillezucker
- 125 Blaubeeren
- 2 EL Zucker
- Zimt

Zubereitung:

1. Die Hafermilch mit dem Vanillezucker in einer großen Schüssel verrühren.
2. Den Vollkorntoast in der Hafermilch einweichen.
3. Eine beschichtete Pfanne erhitzen.
4. Den Zucker auf einem flachen Teller gleichmäßig verteilen.
5. Die Blaubeeren waschen und im Zucker wälzen.
6. Die Vollkorntoast-Scheiben mit der Hafermilch in die Pfanne geben und 5 Minuten garen, bis die Flüssigkeit verschwindet.
7. Die Vollkorntoast-Scheiben wenden und weitere 5 Minuten goldbraun anbacken.
8. Die armen Ritter auf 2 Tellern anrichten und mit Zimt bestreuen. Die Blaubeeren dekorativ auf und um die armen Ritter anrichten.

Bananen-Apfel-Muffins

Nährwerte pro Portion: 366,7 kcal, 56,9 g KH, 7,1 g EW, 11,7 g FE
Zubereitungszeit: 25 Minuten

Zutaten für 2 Portionen:

- 1 Banane
- 0,5 Apfel
- 100 g Dinkelmehl
- 1 TL Zimt
- 90 ml Hafermilch
- 2 EL Rapsöl
- 1 TL Backpulver

Zubereitung:

1. Backofen auf 200 °C vorheizen.
2. Die Banane und den Apfel schälen und in kleine Würfel schneiden.
3. Mehl mit Zimt und Backpulver vermischen.
4. Nach und nach die Hafermilch hinzugeben und zu einem Teig verrühren.
5. Die Apfelstückchen und Bananenwürfel unter den Teig heben.
6. Den Teig mit einem Löffel in Muffinförmchen füllen und 15 Minuten backen.

Bananen-Bulgur-Porridge mit Apfel

Nährwerte pro Portion: 344,6 kcal, 71,8 g KH, 7,2 g EW, 1,1 g FE
Zubereitungszeit: 25 Minuten

Zutaten für 2 Portionen:

- 100 g Bulgur
- 300 ml Wasser
- 1 Päckchen Vanillezucker
- 1 Apfel
- 1 Banane
- Zimt

Zubereitung:

1. Das Wasser in einem Topf zum Kochen bringen.
2. Den Bulgur abwaschen und in das kochende Wasser geben.
3. Den Topf vom Herd nehmen und den Bulgur 10 Minuten quellen lassen.
4. Währenddessen die Banane schälen und klein schneiden.
5. Den Apfel waschen und in kleine Stücke schneiden.
6. Die Banane und die Apfelstücke in den fertigen Bulgur rühren. Mit Zimt und Vanillezucker bestreuen und servieren.

Bananen-Cashew-Vollkorntoast

Nährwerte pro Portion: 440,7 kcal, 62,3 g KH, 10,7 g EW, 14,8 g FE
Zubereitungszeit: 15 Minuten

Zutaten für 2 Portionen:

- 4 Scheiben Vollkorntoast
- 2 Bananen
- 50 g Cashewkerne
- 4 TL Erdbeermarmelade
- Zimt

Zubereitung:

1. Die Bananen schälen und in Scheiben schneiden.
2. Die Scheiben auf den Toasts verteilen.
3. Die Cashewkerne in einem Mörser zerstoßen und auf die Bananentoasts streuen.
4. 1 TL Erdbeermarmelade auf jeden Toast streichen.
5. Die Bananen-Cashew-Toasts mit Zimt bestreuen und sofort servieren.

Blaubeeren-Matcha-Kick

Nährwerte pro Portion: 391,1 kcal, 74,2 g KH, 7,9 g EW, 4,4 g FE
Zubereitungszeit: 10 Minuten

Zutaten für 2 Portionen:

- 125 g Blaubeeren
- 400 g Sojajoghurt
- 2 TL Blaubeermarmelade
- 1 Apfel
- 2 TL Matchapulver
- 60 g Haferpops
- Zimt

Zubereitung:

1. Den Sojajoghurt mit der Blaubeermarmelade und dem Matchapulver verrühren.
2. Die Blaubeeren waschen.
3. Die Haferpops auf 2 Schalen verteilen.
4. Den Joghurt in die Mitte der Schalen setzen.
5. Die Blaubeeren verteilen.
6. Den Apfel waschen und in Scheiben schneiden. Die Scheiben rundherum in den Joghurt stecken, sodass ein Kreis entsteht. Den Zimt über die Apfelscheiben streuen.

Buchweizen-Tempeh-Brötchen

Nährwerte pro Portion: 517,2 kcal, 61,8 KH, 22,6 g EW, 18,7 g FE
Zubereitungszeit: 20 Minuten

Zutaten für 2 Portionen:

- 130 g Buchweizenflocken
- 130 ml Hafermilch
- 130 g Tempeh
- 30 g Apfel
- 30 g Sonnenblumenkerne
- 1 EL Sojacreme
- 1 TL Salz
- 1 EL Rapsöl

Zubereitung:

1. Den Backofen auf 220 °C vorheizen.
2. Die Buchweizenflocken 5 Minuten in der Hafermilch weich werden lassen.
3. Tempeh in einer großen Schüssel zerkrümeln.
4. Den Apfel waschen und raspeln.
5. Alle Zutaten mit den eingeweichten Buchweizenflocken vermischen und zu einem Teig verkneten.
6. Aus dem Teig 4 Brötchen formen. Die Brötchen mit dem Öl bestreichen und 10 Minuten bei 220 °C backen.

Dinkelbrötchen

Nährwerte pro Portion: 340,8 kcal, 68,7 g KH, 12,4 g EW, 1,8 g FE
Zubereitungszeit: 30 Minuten

Zutaten für 2 Portionen:

- 200 g Dinkelmehl
- 1/5 Würfel Hefe
- 4 g Honig (0,5 TL)
- 120 ml Wasser

Zubereitung:

1. Die Hefe mit dem Honig vermengen. Das Wasser dazugeben und vermischen.
2. Das Mehl nach und nach dazugeben und zu einem Teig verkneten.
3. Aus dem Teig 4 gleich große Brötchen formen.
4. Die Brötchen für 25 Minuten bei 200 °C backen. Warm servieren.

Dinkel-Pekan-Müsli mit Äpfeln und Joghurt

Nährwerte pro Portion: 770,6 kcal, 73,5 g KH, 21,3 g EW, 38,6 g FE
Zubereitungszeit: 30 Minuten

Zutaten für 2 Portionen:

- 70 g Pekannüsse
- 150 g Apfel
- 150 g Dinkelflocken
- 4 EL Leinsamen
- 100 g Naturjoghurt, 0,2 %
- 2 EL Kokosöl
- 1 EL Honig

Zubereitung:

1. Den Backofen auf 180 °C vorheizen.
2. Die Pekannüsse klein hacken und in einer Schüssel mit den Dinkelflocken und den Leinsamen vermischen.
3. Das Kokosöl mit dem Honig in einem Topf erwärmen und karamellisieren lassen.
4. Die karamellisierte Masse mit den Pekannüssen, den Dinkelflocken und den Leinsamen zu einem Müsli vermischen.
5. Das Müsli auf einem mit Backpapier belegten Blech verteilen und 25 Minuten knusprig backen.
6. Währenddessen 2 Eisbecher mit einer Schicht Joghurt füllen.
7. Die Äpfel waschen, klein würfeln und in die Eisbecher geben.
8. Mit dem knusprigen Dinkelmüsli abschließen und servieren.

Hafer-Obst-Schale

Nährwerte pro Portion: 662 kcal, 86,4 KH, 19,3 g EW, 22,4 g FE
Zubereitungszeit: 15 Minuten

Zutaten für 2 Portionen:

- 160 g Haferflocken
- 500 ml Wasser
- 1 Banane
- 1 Apfel
- 1 Kiwi
- 2 EL Aprikosen (getrocknet)
- 2 EL Leinsamen
- 2 EL Cashewkerne
- 1 EL Mandeln
- Zimt

Zubereitung:

1. Die Banane schälen, klein schneiden, in einen Mixbehälter geben und pürieren.
2. Die Aprikosen klein schneiden, dazugeben und pürieren.
3. Die Haferflocken hinzugeben, 5 Minuten verrühren und anschließend auf 2 tiefen Tellern verteilen.
4. Die Cashewkerne und Mandeln in einem Mörser zerstoßen und auf dem Haferbrei verteilen.
5. Die Kiwi schälen, in Scheiben schneiden und den Rand der Teller damit garnieren.
6. Den Apfel waschen, halbieren, entkernen und in Scheiben schneiden. Den Rand der Teller mit den Scheiben garnieren. Die Apfelscheiben mit dem Zimt bestreuen und servieren.

Hafer-Porridge mit Banane und Erdbeeren

Nährwerte pro Portion: 342,5 kcal, 61,2 g KH, 7,6 g EW, 6,3 g FE
Zubereitungszeit: 15 Minuten

Zutaten für 2 Portionen:

- 80 g Haferflocken
- 400 ml Hafermilch
- 1 Banane
- 100 g Erdbeeren
- 1 TL Kurkumapulver
- 2 TL Ahornsirup

Zubereitung:

1. Die Haferflocken mit der Hafermilch 10 Minuten in einem Topf bei mittlerer Hitze garen.
2. Die Banane schälen und in Scheiben schneiden.
3. Die Erdbeeren waschen und klein schneiden.
4. Das fertige Porridge auf 2 Schalen verteilen und mit der Banane und den Erdbeeren garnieren. Das Kurkumapulver und den Ahornsirup über die Früchte geben und sofort servieren.

Hirse-Porridge mit Banane und Birne

Nährwerte pro Portion: 650 kcal, 107,5 g KH, 15,9 g EW, 15,5 g FE
Zubereitungszeit: 20 Minuten

Zutaten für 2 Portionen:

- 200 g Hirse
- 200 ml Hafermilch
- 1 TL Zimt
- 1 Birne
- 1 Banane
- 50 g Cashewkerne
- 400 ml Wasser

Zubereitung:

1. Das Wasser in einem Topf zum Kochen bringen.
2. Die Hirse abwaschen und in das kochende Wasser geben. 10 Minuten bei mittlerer Hitze garen.
3. Die Hafermilch und den Zimt dazugeben. Weitere 5 Minuten garen.
4. Währenddessen die Banane schälen und in Scheiben schneiden.
5. Die Birne waschen, schälen und in kleine Würfel schneiden.
6. Das fertige Hirse-Porridge auf 2 Tellern verteilen und mit der Banane, der Birne und Cashewkernen garnieren.

Kascha – Buchweizen mit Beeren (Jüdisch)

Nährwerte pro Portion: 387,3 kcal, 57,5 g KH, 6,8 g EW, 13,6 g FE
Zubereitungszeit: 30 Minuten

Zutaten für 2 Portionen:

- 50 g Buchweizen
- 50 g Zucker
- 1/2 TL Butter
- 50 g Cashewkerne
- 75 g Erdbeeren
- 75 g Himbeeren
- 100 ml Kokoswasser
- Zimt

Zubereitung:

1. Den Buchweizen mit dem Kokoswasser zum Kochen bringen. Bei mittlerer Hitze 15 Minuten garen.
2. Währenddessen die Erdbeeren und Himbeeren waschen.
3. 50 g Erdbeeren und 50 g Himbeeren klein schneiden und mit dem Zucker aufkochen. 5 Minuten bei mittlerer Hitze köcheln lassen.
4. Die Cashewkerne mit einem Mörser zerstoßen.
5. Die Butter unter den garen Buchweizenbrei mischen und anschließend auf 2 Schalen verteilen.
6. Mit den restlichen Erdbeeren und Himbeeren garnieren. Das Fruchtmus darüber geben und mit Zimt bestreuen. Sofort servieren.

Knuspermüsli

Nährwerte pro Portion: 445,9 kcal, 46,1 g KH, 12 g EW, 22,5 g FE
Zubereitungszeit: 20 Minuten

Zutaten für 2 Portionen:

- 100 g Mandeln
- 200 g Haferflocken
- 2 EL Rapsöl
- 4 EL Honig

Zubereitung:

1. Den Backofen auf 180 °C vorheizen.
2. Die Mandeln klein mörsern und in eine Schale geben.
3. Die Haferflocken untermischen.
4. Mit dem Öl und dem Honig vermischen und gleichmäßig auf einem Backblech verteilen.
5. Für 10 Minuten backen. Je nach gewünschtem Knuspergrad 1-5 Minuten länger backen.
6. Als Frühstücksbasis in einer Dose aufbewahren und z. B. mit Rosinen, getrockneten Cranberrys, Chiasamen oder Leinsamen variieren. Schmeckt gut mit Hafermilch.

Low-Carb-Dinkelbrötchen

Nährwerte pro Portion (2 Brötchen): 287,6 kcal, 45,9 g KH, 17,3 g EW, 3,9 g FE
Zubereitungszeit: 30 Minuten

Zutaten für 2 Portionen:

- 1 Ei
- 0,5 Päckchen Backpulver
- 125 g Magerquark
- 125 g Dinkelmehl
- 0,5 TL Salz

Zubereitung:

1. Backofen auf 180 °C vorheizen.
2. Das Ei mit dem Magerquark verrühren.
3. Mehl, Backpulver und Salz dazugeben. Mit dem Mixer kneten. Den Teig anschließend mit den Händen zu einer Kugel formen und in 4 gleich große Stücke aufteilen.
4. Die Brötchen für 20 Minuten backen. Warm servieren.

Petersilien-Tomaten-Omelett

Nährwerte pro Portion: 263,7 kcal, 8,2 g KH, 14,6 g EW, 19 g FE
Zubereitungszeit: 20 Minuten

Zutaten für 2 Portionen:

- 1 Bund Petersilie
- 4 Eier
- 50 g getrocknete Tomaten
- 100 ml Hafermilch
- 1 EL Rapsöl
- Salz, Pfeffer

Zubereitung:

1. Das Öl in einer beschichteten Pfanne erhitzen.
2. Die Petersilie waschen, trocken tupfen und die Blätter abrupfen. In der Pfanne anbraten.
3. Die Tomaten klein hacken und dazugeben.
4. Die Eier in einer Schüssel mit der Hafermilch verrühren und mit Salz und Pfeffer abschmecken.
5. Die Ei-Mischung in die Pfanne geben und bei mittlerer Hitze ausbacken. Nach 5 Minuten wenden und 1 Minute garen.
6. Pur, mit Fladenbrot oder Reis und Salat servieren.

Quinoa-Kokos-Porridge mit Himbeersoße

Nährwerte pro Portion: 573,4 kcal, 69,8 g KH, 9,7 g EW, 25,2 g FE
Zubereitungszeit: 30 Minuten

Zutaten für 2 Portionen:

- 100 g Quinoa
- 200 ml Kokosmilch
- 200 ml Kokoswasser
- 250 g Himbeeren
- 2,5 EL Wasser
- 3 EL Ahornsirup
- 1 TL Zitronensaft
- ½ Päckchen Vanillezucker

Zubereitung:

1. Quinoa mit Kokosmilch und Kokoswasser in einem Topf zum Kochen bringen.
2. Bei mittlerer Hitze 25 Minuten garen.
3. Währenddessen die Himbeeren waschen und 150 g in einen Topf geben. Die Himbeeren mit Wasser, Ahornsirup, Zitronensaft und Vanillezucker vermischen und aufkochen. 5 Minuten garen.
4. Die Himbeermasse in eine Schale sieben.
5. Das fertige Quinoa-Porridge auf 2 Tellern verteilen und mit den restlichen Himbeeren garnieren.
6. Mit der Himbeersoße verzieren und servieren.

Spinat-Tomaten-Frischkäse-Wrap

Nährwerte pro Portion: 437,3 kcal, 58,2 g KH, 18,5 g EW, 14 g FE
Zubereitungszeit: 25 Minuten

Zutaten für 2 Portionen:

- 160 g Dinkelmehl
- 0,5 TL Salz
- 250 ml Wasser
- 2 EL Rapsöl
- 1 Tomate
- 4 EL Kräuter-Frischkäse
- 160 g Blattspinat
- 1 Knoblauchzehe
- 50 g Feta light
- 400 ml Wasser

Zubereitung:

1. 400 ml Wasser in einem Topf zum Kochen bringen.
2. Das Öl in einer beschichteten Pfanne erhitzen.
3. Das Mehl mit 250 ml Wasser und Salz zu einem Teig verrühren.
4. Den Spinat waschen.
5. Den Knoblauch schälen, zum Spinat pressen und beides 5 Minuten kochen.
6. Die Hälfte des Teiges in die Pfanne geben, nach 3 Minuten wenden und 3 weitere Minuten backen.
7. Den Pfannkuchen auf einen Teller geben und die andere Teighälfte in die Pfanne geben, nach 3 Minuten wenden und 3 weitere Minuten backen.
8. Den zweiten Pfannkuchen auf einen zweiten Teller geben.
9. Die Pfannkuchen mit dem Frischkäse bestreichen.
10. Die Tomate waschen und in kleine Würfel schneiden.
11. Den Spinat und die Tomatenwürfel der Länge nach auf der Mitte der Pfannkuchen verteilen.
12. Den Feta zerbröseln und ebenfalls auf der Mitte der beiden Pfannkuchen verteilen. Jeweils ein Ende des Pfannkuchens einschlagen und zu einem Wrap einrollen.

Fitness-Frühstück: Quark mit Chia

Nährwerte pro Portion: 196 kcal, 17 g KH, 23 g EW, 4 g FE
Zubereitungszeit: 10 Minuten

Zutaten für 2 Portionen:

- 250 g Magerquark, 0,5 %
- 150 g Naturjoghurt, 1,8 %
- 100 g gefrorene Früchte, hier: Himbeeren
- 1 EL aufgequollene Chiasamen
- 1 TL Agavendicksaft
- 1 TL Zimt
- 50 g Milch, 1,5 %

Zubereitung:

1. Die Chiasamen ca. 1 Stunde in der Milch quellen lassen.
2. Die leicht angetauten Früchte in den Mixbehälter geben und für 15 Sekunden / Stufe 5 mixen, anschließend umfüllen.
3. Quark, Joghurt, gequollene Chiasamen, Agavendicksaft und Zimt in den Mixbehälter geben.
4. Mit dem Schmetterling 30 Sekunden / Stufe 4 aufrühren.
5. Den Quark auf 2 Tellern verteilen und die Früchte dazugeben.
6. Mit etwas Zimt überstreuen und servieren.

Veganes Rührei

Nährwerte pro Portion: 260,3 kcal, 5,4 g KH, 11,9 g EW, 20,7 g FE
Zubereitungszeit: 15 Minuten

Zutaten für 2 Portionen:

- 200 g Tofu
- 2 EL Rapsöl
- 1 Zwiebel
- 2 TL Hefeflocken
- 75 g Sojacreme
- ½ Bund Petersilie
- Salz, Paprikapulver

Zubereitung:

1. Das Öl in einer beschichteten Pfanne erhitzen.
2. Die Zwiebel schälen, klein hacken und anschwitzen.
3. Den Tofu trocken tupfen und in die Pfanne bröseln. Mit anbraten.
4. Hefeflocken und Paprikapulver dazugeben und untermischen. Mit der Sojacreme aufstocken.
5. Die Petersilie waschen, trocken tupfen und klein hacken.
6. Das Rührei auf 2 Tellern verteilen und mit der Petersilie bestreuen. Servieren.

Vollkorntoast mit Shiitake-Pastete, Frischkäse und Tomaten

Nährwerte pro Portion: 254,5 kcal, 25,9 g KH, 8 g EW, 12,1 g FE
Zubereitungszeit: 10 Minuten

Zutaten für 2 Portionen:

- 4 Vollkorntoast
- 60 g Shiitake-Pastete
- 60 g Frischkäse
- 1 Tomate
- 0,5 Bund Petersilie
- 0,5 Zwiebel

Zubereitung:

1. Die Vollkorntoast-Scheiben mit der Shiitake-Pastete und dem Frischkäse bestreichen.
2. Die Tomate in Scheiben schneiden und auf die Toasts legen.
3. Die halbe Zwiebel und die Petersilie klein hacken.
4. Die Toasts mit den Zwiebelstückchen und der Petersilie verzieren.

Vollkornbrot mit Kräuterquark und Tomate

Nährwerte pro Portion: 298,6 kcal, 46,9 g KH, 18,8 g EW, 1,5 g FE
Zubereitungszeit: 15 Minuten

Zutaten für 2 Portionen:

- 4 Scheiben Vollkornbrot
- 150 g Magerquark
- 3 EL Joghurt, 0,1 %
- 30 g Petersilie
- 30 g Schnittlauch
- 5 g Dill
- 1 Knoblauchzehe
- 0,5 Zwiebel
- 1 Tomate

Zubereitung:

1. Den Magerquark mit dem Joghurt verrühren.
2. Petersilie, Schnittlauch und Dill putzen, klein hacken und mit der Quark-Joghurt-Mischung verrühren.
3. Die Zwiebel schälen und klein schneiden.
4. Die Knoblauchzehe schälen und pressen und zusammen mit den Zwiebelstückchen in den Quark geben. Alles gut vermischen.
5. Die Vollkornbrot-Scheiben mit dem frischen Kräuterquark bestreichen.
6. Die Tomate in Scheiben schneiden und auf den Brotscheiben verteilen.

Waffeln, vegan

Nährwerte pro Portion (2 Stück): 649,5 kcal, 82,2 KH, 7,9 g EW, 32 g FE
Zubereitungszeit: 30 Minuten

Zutaten für 2 Portionen:

- 125 g Dinkelmehl
- 6 EL Rapsöl
- 175 ml Hafermilch
- 60 g Zucker
- 0,5 Päckchen Vanillezucker
- ¼ Päckchen Backpulver
- 1 TL Puderzucker

Zubereitung:

1. Das Waffeleisen warm werden lassen.
2. 4 EL Öl mit dem Zucker und dem Vanillezucker vermischen.
3. Das Mehl mit dem Backpulver vermischen und zum Öl dazugeben. Vermengen.
4. Die Hafermilch nach und nach dazugeben und alles zu einem Teig vermixen.
5. Das Waffeleisen mit Öl einstreichen.
6. 1 Soßenlöffel Teig in das Waffeleisen geben und 5 Minuten backen.
7. Mit 3 weiteren Soßenlöffeln Teig wiederholen.
8. Die fertigen Waffeln mit Puderzucker bestreuen und warm servieren.

Salate

Vegetarische Salate bieten ein enormes Repertoire an Geschmäckern. Schon die vegane Ernährung bringt durch die vielfältigen Ersatzmöglichkeiten für Fleisch, Fisch und andere tierische Produkte Zutaten ein, wie z. B. Bohnen, Linsen und Nüsse, die für die Zubereitung von Salaten lange Zeit von der breiten Masse ungeachtet blieben. Durch den zunehmenden Trend zum Veganismus, wurde die Bohnen- und Linsenvielfalt in den vergangenen Jahrzehnten überhaupt erst in Deutschland wahrgenommen, was die Entstehung kreativer Salatvariationen zur Folge hatte.

Die kreativen Anreize der veganen Ernährung wurden in die vegetarischen Salat-Rezepte übernommen und erweitert. Sie werden daher in diesem Kapitel vereinzelt faszinierende, und auf den ersten Blick unbekannte, Salatvarianten kennenlernen. Zeigen Sie sich dem Neuen gegenüber offen - denn Sie finden darin die Chance, den Vegetarismus auf eine bis dato ungewohnte Art und Weise zu entdecken. Das praktische an den Salaten im Vegetarismus ist, dass sie sich stimmig mit anderen Ernährungskonzepten vereinbaren lassen. Wenn Sie beispielsweise eine kohlenhydratarme Ernährung durchführen möchten, ohne den Proteingehalt zu vernachlässigen, dann ist dies mit vegetarischen Salaten möglich. Entdecken Sie im Folgenden das „Reich der unbegrenzten grünen Möglichkeiten".

Ananas, karamellisiert mit Pistazien auf Feldsalat

Nährwerte pro Portion: 287,2 kcal, 34,5 g KH, 7,8 g EW, 11,9 g FE
Zubereitungszeit: 20 Minuten

Zutaten für 2 Portionen:

- 0,5 Ananas
- 125 g Feldsalat
- 50 g Pistazien
- 2 EL Zucker
- Salz, Pfeffer

Zubereitung:

1. Eine beschichtete Pfanne erhitzen.
2. Die Ananas schälen, halbieren und den festen Strunk vorsichtig herausschneiden. Die Hälfte der Ananas in Scheiben schneiden.
3. Den Zucker in der Pfanne schmelzen.
4. Die Ananasscheiben dazugeben und 5 Minuten karamellisieren lassen.
5. Die Pistazien klein hacken und im Backofen für 10 Minuten bei 180 °C rösten.
6. Den Feldsalat waschen, putzen, trocken schütteln und auf 2 Tellern verteilen.
7. Die karamellisierten Ananasscheiben kreisförmig in der Mitte auf dem Salat anrichten und mit Salz und Pfeffer bestreuen.
8. Die gerösteten Pistazien zwischen die Ananasscheiben streuen und servieren.

Apfel-Möhren-Salat

Nährwerte pro Portion: 123,7 kcal, 13,4 g KH, 0,7 g EW, 7,2 g FE
Zubereitungszeit: 15 Minuten

Zutaten für 2 Portionen:

- 1 Apfel, säuerlich
- 1 große Möhre
- 1 kleines Stück Ingwer, 15 g
- 3 EL Zitronensaft
- 3 EL Apfelsaft
- 3 EL Orangensaft
- 1 EL Olivenöl

Zubereitung:

1. Den Ingwer schälen, klein hacken und in einen Mixbehälter geben.
2. Den Apfelsaft, Orangensaft und Zitronensaft mit dem Olivenöl in den Mixbehälter geben und mit dem Ingwer bei höchster Stufe mixen.
3. Die Äpfel und Möhren waschen und über einer Schale in Stifte raspeln.
4. Das Dressing zügig mit dem Salat vermischen und sofort servieren.

Brotsalat mit Cherry-Tomaten und Fetakäse

Nährwerte pro Portion: 514,9 kcal, 28,5 g KH, 15,9 g EW, 30 g FE
Zubereitungszeit: 30 Minuten

Zutaten für 2 Portionen:

- 100 g Vollkornbrot
- 150 g Cherry-Tomaten
- 125 g Fetakäse light, 9 %
- 0,5 Zwiebel
- 50 g Rucola
- 40 g grüne Oliven, gefüllt mit Paprikapaste
- 3 EL Olivenöl
- 3 EL Zitronensaft
- 1 EL Balsamico
- Salz, Pfeffer
- 1 EL Wasser

Zubereitung:

1. Backofen auf 180 °C vorheizen.
2. Das Brot in gleich große Würfel schneiden.
3. Die Brotwürfel mit 1 EL Öl beträufeln und im Backofen 15 Minuten knusprig werden lassen.
4. Die Tomaten waschen und halbieren.
5. Die Zwiebel schälen und in Streifen schneiden.
6. Die Oliven halbieren.
7. Den Rucola waschen und dritteln.
8. Für das Dressing 2 EL Olivenöl, den Zitronensaft, das Balsamico und das Wasser verrühren und mit Salz und Pfeffer abschmecken.
9. Das Dressing mit dem Rucola, den Tomaten, den Oliven und der Zwiebel vermischen und auf 2 Tellern anrichten.
10. Die gerösteten Brotwürfel auf dem Salat verteilen.

Fenchel-Rhabarber-Salat mit Vinaigrette

Nährwerte pro Portion: 192,5 kcal, 12,9 g KH, 3,9 g EW, 12,5 g FE
Zubereitungszeit: 25 Minuten

Zutaten für 2 Portionen:

- 1 Fenchel
- 1 Rhabarberstange
- 1 Orange
- 1 EL Rapsöl
- 1 TL Senf
- 1 TL Honig
- 1 EL Essig
- 1 EL Wasser
- 1 EL Zitronensaft
- 1 EL Olivenöl
- Salz, Pfeffer

Zubereitung:

1. Das Rapsöl in einer beschichteten Pfanne erhitzen.
2. Den Fenchel putzen, waschen und in feine Streifen schneiden. Etwas von dem Fenchelgrün beiseitelegen.
3. Den Rhabarber putzen, waschen und in feine Streifen schneiden.
4. Den Fenchel und den Rhabarber in der Pfanne 15 Minuten anbraten.
5. Die Orange schälen und die einzelnen Stücke auseinandernehmen. Mit anbraten und mit Salz und Pfeffer abschmecken.
6. Den Senf mit dem Olivenöl, Honig, Essig, Wasser und Zitronensaft zu einer Vinaigrette verrühren.
7. Mit Salz und Pfeffer abschmecken.
8. Den Fenchel und den Rhabarber auf 2 Tellern verteilen.
9. Die Orangenstücke dekorativ in einem Halbkreis an den Rand des Tellers legen.
10. Den Salat mit der Vinaigrette besprühen und servieren.

Griechischer Bauernsalat mit Hüttenkäse

Nährwerte pro Portion: 242 kcal, 18,4 g KH, 11 g EW, 12,2 g FE
Zubereitungszeit: 15 Minuten

Zutaten für 2 Portionen:

- 0,5 Gurke, 250 g
- 250 g Tomaten
- 1 rote Paprika
- 1 grüne Paprika
- 10 schwarze Oliven
- 1 Zwiebel
- 0,5 Zitrone
- 1 Knoblauchzehe
- 1 EL Olivenöl
- 100 g Hüttenkäse
- 3 EL Wasser

Zubereitung:

1. Die Gurke, Tomaten, Paprika waschen, würfeln und vermischen.
2. Den Knoblauch und die Zitrone pressen und mit dem Olivenöl und dem Wasser zu einem Dressing verrühren.
3. Die Oliven halbieren.
4. Den Hüttenkäse und die Oliven zum Salat geben und unterrühren.
5. Das Dressing zum Salat geben.
6. Die Zwiebel schälen, in Ringe schneiden und den Salat damit garnieren. Pur oder mit Baguette servieren.

Bohnensalat mit roten Linsen

Nährwerte pro Portion: 337,5 kcal, 31 g KH, 14,9 g EW, 15,1 g FE
Zubereitungszeit: 20 Minuten

Zutaten für 2 Portionen:

- 75 g rote Linsen
- 300 g grüne Bohnen, TK
- 1 Zwiebel
- 1 TL Senf
- 0,5 Bund Petersilie
- 2 EL Olivenöl
- 2 EL Zitronensaft
- 1 Knoblauchzehe
- Salz, Pfeffer

Zubereitung:

1. Die Linsen und die Bohnen 10 Minuten kochen.
2. Währenddessen die Zwiebel waschen und klein schneiden.
3. Petersilie waschen und klein hacken.
4. Zitrone und Knoblauch pressen.
5. Petersilie mit dem Senf, Olivenöl, Zitronensaft und Knoblauch verrühren.
6. Linsen und Bohnen kalt abschrecken und abtropfen lassen. Dann mit den Zwiebelstückchen vermengen.
7. Die Marinade unterrühren und mit Salz und Pfeffer abschmecken.
8. Mit Baguette servieren.

Brokkolisalat mit Cherry-Tomaten und Fetakäse

Nährwerte pro Portion: 172,8 kcal, 12,3 g KH, 11,7 g EW, 7,5 g FE
Zubereitungszeit: 20 Minuten

Zutaten für 2 Portionen:

- 300 g Brokkoli
- 75 g Cherry-Tomaten
- 75 g Fetakäse
- 1 EL Balsamico
- 1 TL Honig
- 1 TL Senf
- Salz, Pfeffer

Zubereitung:

1. Brokkoli waschen und die Röschen vom Strunk trennen. Röschen klein schneiden.
2. Cherry-Tomaten waschen und vierteln.
3. Den Feta-Käse würfeln.
4. Im Mixer Brokkoli, Balsamico, Honig und Senf zerhacken.
5. In einer Schale mit den Cherry-Tomaten und dem Fetakäse vermengen.
6. Mit Salz und Pfeffer abschmecken.

Brokkolisalat mit Tahini

Nährwerte pro Portion: 603 kcal, 23,1 g KH, 15,1 g EW, 48,3 g FE
Zubereitungszeit: 20 Minuten

Zutaten für 2 Portionen:

- 400 g Brokkoli
- 50 g Feige, getrocknet
- 50 g Cashewkerne
- ½ Bund Petersilie
- 750 ml Wasser

Für das Dressing:

- 1 Zitrone
- 2 Esslöffel Tahini (Sesampaste)
- 4 Esslöffel Olivenöl
- 2 Teelöffel Agavendicksaft
- Salz, Pfeffer

Zubereitung:

1. Das Wasser in einem Topf zum Kochen bringen.
2. Brokkoli waschen und die Röschen vom Strunk trennen.
3. Brokkoli 2 Minuten kochen und kalt abschrecken.
4. Die getrockneten Feigen klein schneiden und mit dem Brokkoli in einer Schüssel vermengen.
5. Koriander und Petersilie waschen, klein hacken und ebenfalls mit dem Brokkoli vermischen.
6. Cashewkerne in einer Pfanne 5 Minuten rösten, anschließend mörsern und über den Salat geben.
7. Für das Dressing die Zitrone auspressen und den Saft mit Tahini, Olivenöl und Agavendicksaft verrühren. Mit Salz und Pfeffer abschmecken und über den Salat geben.

Champignonsalat

Nährwerte pro Portion: 153,8 kcal, 3,6 g KH, 2,1 g EW, 14,2 g FE
Zubereitungszeit: 15 Minuten

Zutaten für 2 Portionen:

- 125 g Champignons
- 0,5 Bund Schnittlauch
- 10 Oliven, schwarz
- 2 EL Olivenöl
- 1 EL Balsamico, dunkel
- Salz, Pfeffer, Paprikapulver

Zubereitung:

1. Die Pilze putzen, in dünne Scheiben schneiden und in eine Schüssel geben.
2. Den Schnittlauch waschen, trocken schütteln, klein hacken und mit den Pilzen vermischen.
3. Die Oliven vierteln und unter die Pilze mischen.
4. Das Balsamico mit dem Olivenöl in einem Schälchen verrühren. Mit Salz, Pfeffer und Paprikapulver abschmecken.
5. Die Pilze mit dem Dressing vermischen und als Vorspeise servieren.
6. Dazu passt Weißbrot.

Feldsalat mit karamellisierten Cherry-Tomaten

Nährwerte pro Portion: 337,7 kcal, 33,5 g KH, 3 g EW, 21,1 g FE
Zubereitungszeit: 20 Minuten

Zutaten für 2 Portionen:

- 300 g Cherry-Tomaten
- 100 g Feldsalat
- 3 Knoblauchzehen
- 3 EL Akazienhonig
- 3 EL Olivenöl
- 1 EL Balsamico, dunkel
- Salz, Pfeffer

Zubereitung:

1. Das Öl in einer beschichteten Pfanne erhitzen.
2. Die Cherry-Tomaten waschen und halbieren.
3. Den Feldsalat waschen und trocken schleudern.
4. Den Knoblauch schälen und in Stifte schneiden.
5. Die Tomaten in die Pfanne geben und mit dem Honig 5 Minuten karamellisieren lassen.
6. Den Knoblauch in einer Ecke garen.
7. Die Tomaten mit dem Balsamico ablöschen.
8. Mit Salz und Pfeffer abschmecken.
9. Den Feldsalat auf 2 Tellern verteilen und mit den Tomaten garnieren.
10. Pur oder mit einem Stück Weißbrot servieren.

Kichererbsen-Salat mit Tomaten, Petersilie und Fetakäse

Nährwerte pro Portion: 240,8 kcal, 23,2 g KH, 6,4 g EW, 12,4 g FE
Zubereitungszeit: 20 Minuten

Zutaten für 2 Portionen:

- 125 g Kichererbsen aus der Dose
- 250 g Tomaten
- 200 g Gurke
- ½ Bund Petersilie
- 10 Oliven, schwarz
- 1,5 EL Balsamico
- 1,5 EL Olivenöl
- ½ Zwiebel
- 3 EL Zitronensaft

Zubereitung:

1. Die Kichererbsen in einem Sieb abgießen, abwaschen und abtropfen lassen.
2. Die Tomaten und die Gurke waschen und in ca. 1 cm große Würfel schneiden.
3. Die Zwiebel schälen und klein schneiden.
4. Die Petersilie waschen, abtupfen und klein hacken.
5. Die Oliven halbieren.
6. Alles in einer großen Schale gut miteinander vermischen.
7. Das Balsamico mit dem Olivenöl und dem Zitronensaft verrühren und mit dem Salat vermischen.
8. Den Salat auf 2 Tellern anrichten und sofort servieren.
9. Eignet sich auch als Lunch to go.

Radicchio-Orangen-Salat mit Feta

Nährwerte pro Portion: 366,7 kcal, 19,4 g KH, 9,9 g EW, 26,5 g FE
Zubereitungszeit: 20 Minuten

Zutaten für 2 Portionen:

- 120 g Radicchio
- 75 g Feldsalat
- 1,5 Orange
- 30 g Paranüsse
- 50 g Fetakäse, 9 %
- 1 TL Chilifäden
- 2 EL Olivenöl
- 1 EL Zucker
- 1 TL Senf
- Salz, Pfeffer

Zubereitung:

1. Das Öl in einer beschichteten Pfanne erhitzen.
2. Die Orange waschen und raspeln.
3. 0,5 Orange auspressen. Die einzelnen Stücke der restlichen Orange auseinanderpflücken und mit dem Zucker in der Pfanne karamellisieren.
4. Den Radicchio und den Feldsalat waschen, putzen, trocken schütteln und auf 2 Tellern verteilen.
5. Die Paranüsse klein hacken und im Backofen für 10 Minuten bei 180 °C rösten.
6. Die karamellisierten Orangenfilets kreisförmig auf dem Salat anrichten.
7. Den Fetakäse zerkrümeln und in die Mitte des Salates geben.
8. Die Chilifäden über den Fetakäse streuen.
9. Die gerösteten Paranüsse zwischen den Orangenfilets anrichten.
10. Den Orangensaft mit Salz, Pfeffer und Senf zu einer Vinaigrette verrühren und über den Salat geben.

Rhabarber-Erdbeer-Salat, karamellisiert, mit Pinienkernen

Nährwerte pro Portion: 388,2 kcal, 26 g KH, 11,1 g EW, 25,6 g FE
Zubereitungszeit: 30 Minuten

Zutaten für 2 Portionen:

- 2 Rhabarberstangen
- 100 g Erdbeeren
- 100 g Feldsalat
- 50 g Pinienkerne
- 3 EL Zucker
- 2 EL Olivenöl
- 1 EL Zitronensaft
- 1 TL Essig
- 1 TL Senf
- Salz, Pfeffer

Zubereitung:

1. Eine beschichtete Pfanne erhitzen.
2. 2 EL Zucker in der Pfanne schmelzen.
3. Die Pinienkerne im Backofen bei 180 °C für 15 Minuten rösten.
4. Den Rhabarber waschen, klein schneiden und in die Pfanne geben.
5. Die Erdbeeren waschen, halbieren und ebenfalls in die Pfanne geben.
6. Den Rhabarber und die Erdbeeren 5 Minuten karamellisieren lassen.
7. Den Feldsalat waschen, putzen, trocken schütteln und auf 2 Tellern verteilen.
8. Das Olivenöl mit dem Zitronensaft, Essig, 1 TL Zucker und Senf zu einer Vinaigrette verrühren. Mit Salz und Pfeffer abschmecken.
9. Die karamellisierten Rhabarber- und Erdbeerstücke auf dem Feldsalat verteilen.
10. Mit den gerösteten Pinienkernen bestreuen. Mit der Vinaigrette besprühen und servieren.

Römersalat mit Gorgonzola

Nährwerte pro Portion: 112,8 kcal, 8,4 g KH, 10,2 g EW, 3,7 g FE
Zubereitungszeit: 20 Minuten

Zutaten für 2 Portionen:

- 150 g Romanasalat
- 50 g Zucchini
- 50 g Chicorée
- ¼ Bund Petersilie
- 1 Zwiebel
- 20 g Gorgonzola
- 3 EL Magerquark, 0,2 %
- 1 EL Essig
- 3 EL Orangensaft
- Salz, Pfeffer

Zubereitung:

1. Den Salat waschen und in Stücke zerkleinern.
2. Die Zucchini waschen und fein würfeln.
3. Die Zwiebel schälen und klein hacken.
4. Alles gut miteinander vermischen.
5. Für das Dressing den Käse zerbröseln und mit dem Quark, Essig und Orangensaft gut verrühren. Mit Salz und Pfeffer abschmecken.
6. Den Salat mit dem Dressing auf 2 Tellern anrichten. Die Petersilie waschen und klein zupfen. Über den Tellern verteilen.

Rucolasalat mit Mozzarella und Cherry-Tomaten

Nährwerte pro Portion: 322,8 kcal, 14,4 g KH, 20,3 g EW, 20,5 g FE
Zubereitungszeit: 15 Minuten

Zutaten für 2 Portionen:

- 125 g Rucola
- 150 g Cherry-Tomaten
- 125 g Mozzarella light, 8,5 %
- 1 EL Balsamico
- 1 EL Olivenöl
- 1 TL Senf
- 1 TL Honig
- 30 g Pinienkerne
- Salz, Pfeffer

Zubereitung:

1. Den Rucola waschen, trocknen und vierteln.
2. Die Cherry-Tomaten waschen und halbieren.
3. Den Mozzarella abtropfen lassen und würfeln.
4. Den Rucola, die Cherry-Tomaten und den Mozzarella vermischen.
5. Den Balsamico mit dem Olivenöl, dem Senf und dem Honig verrühren und mit Salz und Pfeffer abschmecken.
6. Das Dressing auf dem Salat verteilen. Pur oder mit Baguette servieren.

Rucolasalat mit Nockerln

Nährwerte pro Portion: 238,4 kcal, 25,6 g KH, 5,2 g EW, 12,3 g FE
Zubereitungszeit: 25 Minuten

Zutaten für 2 Portionen:

- 100 g Rucola
- 100 g Cherry-Tomaten
- 60 ml Hafermilch
- 1 EL Butter
- 2 EL Dinkelmehl
- 2 EL Weichweizengrieß
- 1 TL Senf
- 2 TL Essig
- 1 EL Olivenöl
- Salz

Zubereitung:

1. Wasser mit etwas Salz in einem großen Topf zum Kochen bringen.
2. In einem zweiten Topf Hafermilch und Butter aufkochen. Das Mehl hinzugeben und verrühren.
3. Grieß dazugeben, vermischen und vom Herd nehmen.
4. Essig, Senf und Öl zu einer Vinaigrette verrühren.
5. Aus der Grießmasse mit 2 feuchten Esslöffeln Nockerln formen und 10 Minuten in siedendem Salzwasser kochen. Auf Küchenpapier abtropfen lassen.
6. Rucola waschen, dritteln und auf 2 Tellern verteilen.
7. Tomaten waschen, halbieren und auf den beiden Tellern verteilen.
8. Den Salat mit der Vinaigrette beträufeln. Die Nockerln in der Mitte der Teller kreisförmig anrichten und servieren.

Spargelsalat mit veganem Schnitzel

Nährwerte pro Portion: 546,7 kcal, 30 g KH, 30,4 g EW, 32,2 g FE
Zubereitungszeit: 30 Minuten

Zutaten für 2 Portionen:

- 300 g grüner Spargel
- 180 g veganes Schnitzel
- 150 g Cherry-Tomaten
- 1 Zwiebel
- 1 Bio-Orange
- 125 g Fetakäse
- 0,5 Bund Basilikum
- 2 EL Balsamico
- 2 EL Rapsöl
- 0,5 l Wasser

Zubereitung:

1. Das Wasser in einem großen Topf zum Kochen bringen.
2. Den Spargel schälen. Die unteren Enden abschneiden und für 10 Minuten ins kochende Wasser geben.
3. Währenddessen das vegane Schnitzel in einer beschichteten Pfanne mit Öl knusprig braten und bei kleiner Hitze 10 Minuten weiter garen.
4. Den Spargel abtropfen lassen.
5. Die Orangenschale reiben.
6. Die Orange schälen. Ein Viertel beiseitelegen. Den Rest in mundgerechte Stücke schneiden und in eine Schüssel geben.
7. Den Spargel in die Schüssel geben.
8. Die Cherry-Tomaten waschen, halbieren und ebenfalls in die Schüssel geben.
9. Den Fetakäse über der Schüssel zerbröseln.
10. Das Schnitzel klein schneiden und in die Schüssel geben.
11. Alles gut miteinander vermischen.
12. Die Zwiebel schälen und klein hacken.
13. Das Viertelstück der Orange ausdrücken. Den Orangensaft mit dem Balsamico und den Zwiebelstückchen verrühren. Mit Salz, Pfeffer und der geriebenen Orangenschale abschmecken.
14. Das Dressing mit dem Salat vermischen.

Tabouleh-Salat

Nährwerte pro Portion: 264,6 kcal, 27,5 g KH, 11,3 g EW, 12 g FE
Zubereitungszeit: 10 min

Zutaten für 2 Portionen:

- 25 g Couscous
- 1 Bund Petersilie, glatt
- 2 Tomaten
- 1 Zwiebel
- 100 g Gurke
- 0,5 Zitrone
- 2 EL Sesam
- 1 Knoblauchzehe
- 6 Blatt frische Minze
- 50 ml Wasser

Zubereitung:

1. Das Wasser zum Kochen bringen.
2. Die Petersilie und die Minze waschen, abtupfen und klein hacken.
3. Die Zwiebel schälen und klein hacken.
4. Den Couscous in das kochende Wasser geben und 15 Minuten quellen lassen.
5. Die Tomaten und die Gurke waschen und in ca. 1 cm große Würfel schneiden.
6. Die Tomaten und die Gurke mit der Zwiebel, der Petersilie und der Minze in einer Schale gut vermischen.
7. Die Zitrone pressen.
8. Den Knoblauch schälen, pressen und mit dem Olivenöl und dem Zitronensaft verrühren.
9. Den Salat mit dem Dressing vermischen und den Couscous unterrühren.
10. Den Salat auf 2 Tellern anrichten und mit den Minzblättern verzieren.

Warmer Fenchelsalat mit Apfel

Nährwerte pro Portion: 346,5 kcal, 22,6 g KH, 11,3 g EW, 21,3 g FE
Zubereitungszeit: 20 Minuten

Zutaten für 2 Portionen:

- 250 g Fenchel
- 1 Apfel, rot und säuerlich
- 50 g Walnüsse
- 150 g Magerjoghurt
- ½ Orange, Saft davon
- 1 Zwiebel
- 1 EL Rapsöl
- Salz

Zubereitung:

1. Die Zwiebel schälen, klein schneiden und im Rapsöl anschwitzen.
2. Den Fenchel waschen, in kleine Stücke schneiden und zu den Zwiebelstückchen geben. 5 Minuten dünsten.
3. Den Joghurt mit dem Senf und dem Orangensaft verrühren. Mit Salz abschmecken.
4. Den Apfel waschen, in kleine Stücke schneiden und unter den gedünsteten Fenchel und den Zwiebelstückchen heben.
5. Die Orangen-Joghurt-Soße auf dem warmen Salat verteilen.
6. Die Walnüsse vierteln und den Salat damit garnieren.

Wassermelonen-Salat mit Feta

Nährwerte pro Portion: 264,6 kcal, 27,5 g KH, 11,3 g EW, 12 g FE
Zubereitungszeit: 10 min

Zutaten für 2 Portionen:

- 500 g Fruchtfleisch einer Wassermelone
- 100 g Feta light
- 1 Bund Petersilie
- 10 Blatt Basilikum
- 5 EL Orangensaft
- 1 EL Olivenöl
- 1 TL Honig
- Salz

Zubereitung:

1. Das Fruchtfleisch der Wassermelone in Würfel schneiden und in eine Schale geben.
2. Den Orangensaft mit Olivenöl und Honig verrühren.
3. Den Feta über der Schale klein reiben.
4. Das Basilikum klein zupfen und hinzugeben.
5. Die Petersilie waschen, klein hacken und dazugeben.
6. Alles gut durchmischen und servieren.

Suppen

Gulasch und Soljanka waren gestern! Denn deftig und sättigend geht auch ohne Fleischzusätze. Da bei vegetarischen Suppen auf Zutaten wie Fleisch verzichtet wird, eignen sie sich hervorragend als wohltuende und wärmende Zwischenmahlzeit oder zum kalorienarmen abendlichen Ausklang des Tages.

Die Suppen dieses Kapitels sind vielfältig:

- Exotisch veranlagt? Dann probieren Sie gerne die Rezepte mit den Kokos- und Kürbis-Zutaten!
- Etwas „Kindgerechtes" gesucht? Die „Grießnockerl-Suppe" und die „Kichererbsen-Grünkohl-Minestrone" stehen bereit!
- Es soll würzig sein? Das geht auch ohne Fleisch, z. B. bei der „Selleriesuppe mit veganem Lachs".

Bei der Mitnahme in einer Thermoskanne sind Suppen sogar besser transportierbar als Salate und daher perfekt geeignet als Zwischenmahlzeit bei der Arbeit. Zudem können Suppen auf Vorrat gelagert werden. Vor allem die vegetarischen Suppen sind aufgrund des fehlenden Fleisches über mehrere Tage hinweg haltbar und können jederzeit aufgewärmt werden.

Blumenkohl-Dinkel-Suppe

Nährwerte pro Portion: 361,9 kcal, 45 g KH, 12,3 g EW, 12,1 g FE
Zubereitungszeit: 20 Minuten

Zutaten für 2 Portionen:

- 100 g Dinkel
- 1 Lauchzwiebel
- 0,5 Blumenkohl
- 100 g Brokkoli
- 2 Tomaten
- 1 TL Gemüsebrühe
- 0,5 Bund Petersilie
- 1,5 EL Weißweinessig
- 2 EL Rapsöl
- 750 ml Wasser
- Salz, Pfeffer, Muskatnuss

Zubereitung:

1. Das Öl in einem Topf erhitzen.
2. Die Lauchzwiebel putzen, waschen, in Ringe schneiden und anbraten.
3. Den Blumenkohl waschen, klein schneiden und mit anbraten.
4. Mit dem Wasser ablöschen und die Gemüsebrühe darin auflösen.
5. Den Brokkoli waschen, Röschen vom Strunk entfernen, klein schneiden und in den Topf geben.
6. Den Dinkel dazugeben.
7. Die Tomaten waschen, halbieren, in Scheiben schneiden und dazugeben.
8. Die Suppe 10 Minuten garen.
9. Die Petersilie waschen, trocken schütteln und klein hacken.
10. Die fertige Suppe mit Salz, Pfeffer, Essig und Muskatnuss abschmecken und auf 2 Tellern verteilen. Mit der Petersilie bestreuen und servieren.

Brokkolisuppe mit Cashewkernen

Nährwerte pro Portion: 378 kcal, 19,1 g KH, 12,3 g EW, 26,1 g FE
Zubereitungszeit: 20 Minuten

Zutaten für 2 Portionen:

- 400 g Brokkoli
- 2 Zwiebeln
- 1 Knoblauchzehe
- 2 EL Rapsöl
- 1 TL Gemüsebrühe
- 50 g Sojacreme (Sahneersatz)
- 50 g Cashewkerne
- Salz
- 700 ml Wasser

Zubereitung:

1. Öl in einem großen Topf erhitzen.
2. Die Zwiebeln und den Knoblauch schälen, fein würfeln und anschwitzen.
3. Das Wasser in einem Wasserkocher erhitzen und in den Topf geben. Die Gemüsebrühe dazugeben und auflösen.
4. Brokkoli waschen, den Strunk entfernen und die Röschen in kleine Stücke schneiden. Der Suppe hinzufügen und bei mittlerer Hitze 10 Minuten garen.
5. Die Brokkolisuppe pürieren, mit Salz abschmecken und auf 2 Tellern verteilen.
6. Die Sojacreme mit einem Löffel in die Mitte setzen und mit einer Gabel einen Kreis ziehen.
7. Mit den Cashewkernen garnieren und servieren.

Erbsensuppe

Nährwerte pro Portion: 280,7 kcal, 32,6 g KH, 11,8 g EW, 9,3 g FE
Zubereitungszeit: 20 Minuten

Zutaten für 2 Portionen:

- 1 Zwiebel
- 150 g Kartoffeln
- 1 EL Öl
- ½ EL Gemüsebrühe (instant)
- 250 g Erbsen, TK
- 0,5 Bund Petersilie
- 1,5 EL Crème fraîche
- 500 ml Wasser
- Salz, Pfeffer

Zubereitung:

1. Die Kartoffeln und die Zwiebel schälen, waschen, würfeln.
2. Öl in einem großen Topf erhitzen.
3. Zwiebel- und Kartoffelwürfel 5 Minuten anbraten.
4. Mit dem Wasser ablöschen.
5. Die Gemüsebrühe auflösen. 10 Minuten köcheln lassen.
6. Die gefrorenen Erbsen dazugeben. 5 Minuten garen.
7. Petersilie waschen, trocken tupfen und klein hacken.
8. Suppe pürieren. Petersilie und Crème fraîche einrühren. Mit Salz und Pfeffer abschmecken.

Grießnockerl-Suppe

Nährwerte pro Portion: 347,2 kcal, 33,2 g KH, 10,9 g EW, 16,6 g FE
Zubereitungszeit: 30 Minuten

Zutaten für 2 Portionen:

- 65 g Hartweizengrieß
- 30 g Butter, weich
- 1 Ei
- 2 Möhren
- 1 Fenchel
- 0,5 Bund Schnittlauch
- 0,5 Bund Petersilie
- 1 Liter Gemüsebrühe
- Salz, Pfeffer

Zubereitung:

1. Die Butter mit dem Ei verquirlen.
2. Grieß dazugeben und zu einem Teig verrühren. Mit Salz und Pfeffer abschmecken.
3. Den Grießnockerl-Teig 15 Minuten quellen lassen.
4. Währenddessen 1 Liter Gemüsebrühe zum Kochen bringen.
5. Mit einem Teelöffel 2 cm lange, ovale „Nockerl" formen und in der Brühe 15 Minuten ziehen lassen.
6. Währenddessen die Möhren und den Fenchel waschen, in kleine Würfel schneiden und in der Gemüsebrühe mit garen.
7. Die Petersilie und den Schnittlauch waschen, trocken tupfen und klein hacken.
8. Die Suppe auf 2 Tellern verteilen und mit Petersilie und Schnittlauch garnieren.

Kalte Paprikasuppe mit Frischkäse

Nährwerte pro Portion: 224,7 kcal, 26,2 g KH, 7,2 g EW, 8,3 g FE
Zubereitungszeit: 15 Minuten

Zutaten für 2 Portionen:

- 1 Paprika, gelb
- 1 Paprika, rot
- 150 g Gurke
- 1 Dose gehackte Tomaten
- 30 g Frischkäse natur, 0,2 %
- 1 Scheibe Vollkornbrot
- 0,5 EL Olivenöl
- 1 Knoblauchzehe
- Salz, Pfeffer

Zubereitung:

1. Die Paprika waschen, entkernen und klein schneiden.
2. Den Knoblauch schälen und pressen.
3. Die Gurke waschen, schälen und klein schneiden.
4. Das Brot klein schneiden und mit dem Olivenöl, dem Knoblauch, der gelben Paprika, der Gurke und den gehackten Tomaten in einen Mixbehälter geben und pürieren.
5. Die roten Paprikastückchen unter die pürierte Suppe rühren.
6. Die Suppe auf 2 Tellern verteilen und einen Klacks Frischkäse auf jeden Teller geben.

Kalte Rote-Bete-Kokos-Suppe

Nährwerte pro Portion: 71,7 kcal, 8,7 g KH, 1,2 g EW, 2,9 g FE
Zubereitungszeit: 15 Minuten

Zutaten für 2 Portionen:

- 200 g Rote Bete (Glas)
- 125 ml Rote-Bete-Saft
- 250 ml Kokoswasser
- 2 EL Sojacreme
- Salz, Pfeffer

Zubereitung:

1. Die Rote Bete in kleine Würfel schneiden und mit dem Rote-Bete-Saft und dem Kokoswasser in einem Mixbehälter pürieren. Mit Salz und Pfeffer abschmecken.
2. Die Suppe auf 2 Tellern verteilen.
3. Je Teller 1 EL Sojacreme in die Mitte setzen und mit einer Gabel einen Kreis ziehen.

Kartoffel-Lauch-Suppe, vegan

Nährwerte pro Portion: 318,8 kcal, 32,8 g KH, 11,5 g EW, 13,6 g FE
Zubereitungszeit: 30 Minuten

Zutaten für 2 Portionen:

- 200 g Kartoffeln
- 2 Möhren
- 1 Zwiebel
- 200 g Lauch
- 2 Knoblauchzehen
- 25 g Pinienkerne
- 2 EL Sojacreme
- 1 EL Gemüsebrühe
- 1 EL Rapsöl
- 500 ml Wasser
- Salz

Zubereitung:

1. Öl in einem großen Topf erhitzen.
2. Zwiebel, Möhren und Kartoffeln schälen, in kleine Würfel schneiden und anbraten.
3. Den Lauch putzen, waschen und in Ringe schneiden. Dazugeben und 5 Minuten anbraten.
4. Das Wasser in einem Wasserkocher erhitzen. Die Gemüsebrühe auflösen und das Gemüse damit ablöschen.
5. Bei mittlerer Hitze 15 Minuten kochen.
6. Währenddessen eine Pfanne erhitzen und die Pinienkerne anrösten.
7. Die Suppe pürieren und auf 2 Tellern verteilen.
8. Je Teller 1 EL Sojacreme in die Mitte setzen und mit einer Gabel einen Kreis ziehen. Die Suppe mit den Pinienkernen dekorieren und sofort servieren.

Kichererbsen-Grünkohl-Minestrone

Nährwerte pro Portion: 299,2 kcal, 32,6 g KH, 15,7 g EW, 6 g FE
Zubereitungszeit: 30 Minuten

Zutaten für 2 Portionen:

- 225 g Kichererbsen (Glas)
- 200 g Grünkohl
- 1 Zwiebel
- 1 Möhre
- 2 Knoblauchzehen
- 240 g gehackte Tomaten (Dose)
- 1 Zucchini
- 0,5 Bund Petersilie
- 1 EL Gemüsebrühe
- 1 EL Rapsöl
- Salz, Pfeffer, Paprikapulver
- 750 ml Wasser

Zubereitung:

1. Öl in einem großen Topf erhitzen.
2. Zwiebel und Knoblauch schälen, fein würfeln und anschwitzen.
3. Die Möhren waschen, schälen und klein würfeln. 5 Minuten anbraten.
4. Die Kichererbsen in einem Sieb abgießen, abwaschen und abtropfen lassen.
5. Die Zucchini waschen und klein würfeln.
6. Den Grünkohl waschen und klein schneiden.
7. Die Kichererbsen zu den Möhren geben.
8. Das Gemüse mit den Tomaten ablöschen.
9. Das Wasser in einem Wasserkocher erhitzen. Die Gemüsebrühe darin auflösen und zu dem Gemüse geben. 10 Minuten bei mittlerer Hitze garen.
10. Den Grünkohl und die Zucchini dazugeben. Weitere 5 Minuten garen.
11. Währenddessen die Petersilie waschen, trocken schütteln und fein hacken.
12. Die Minestrone mit Salz, Pfeffer und Paprikapulver abschmecken. Die fertige Minestrone auf 2 Tellern verteilen, mit der Petersilie bestreuen und servieren.

Knoblauch-Brot-Suppe

Nährwerte pro Portion: 245,9 kcal, 25,7 g KH, 7,4 g EW, 12 g FE
Zubereitungszeit: 25 Minuten

Zutaten für 2 Portionen:

- 4 Knoblauchzehen
- 4 EL Italienische Kräuter, gefroren
- 3 EL Zitronensaft
- 1 Lorbeerblatt
- 1 TL Gemüsebrühe
- 2 Scheiben Schwarzbrot
- 0,5 Bund Petersilie
- 2 EL Rapsöl
- 750 ml Wasser
- Salz, Pfeffer, Paprikapulver, Chili

Zubereitung:

1. Das Öl in einem Topf erhitzen.
2. Den Knoblauch schälen, in den Topf pressen und anschwitzen.
3. Mit dem Wasser ablöschen. Die Gemüsebrühe auflösen.
4. Die italienischen Kräuter und das Lorbeerblatt dazugeben und 15 Minuten kochen.
5. Währenddessen die Petersilie waschen, trocken schütteln und klein hacken.
6. Die Suppe absieben und mit der Petersilie und dem Zitronensaft verrühren. Mit Salz, Pfeffer, Paprikapulver und Chili abschmecken.
7. Das Schwarzbrot toasten und in kleine Würfel schneiden.
8. Die Suppe auf 2 Tellern verteilen und mit den Schwarzbrotwürfeln servieren.

Kohlrabisuppe

Nährwerte pro Portion: 143,4 kcal, 14,7 g KH, 5,4 g EW, 5,6 g FE
Zubereitungszeit: 25 Minuten

Zutaten für 2 Portionen:

- 1 Zwiebel
- 1 Kohlrabi
- 2 Möhren
- 750 ml Wasser
- 1 EL Gemüsebrühe (instant)
- 60 g Erbsen, TK
- 0,5 Bund Petersilie
- 1 EL Rapsöl
- Salz, Pfeffer

Zubereitung:

1. Öl in einem großen Topf erhitzen.
2. Die Zwiebel schälen, klein schneiden und anschwitzen.
3. Den Kohlrabi und die Möhren schälen, waschen, in ca. 1 cm große Würfel schneiden und mit anschwitzen.
4. 10 Minuten garen.
5. Das Wasser in einem Wasserkocher erhitzen und die Gemüsebrühe darin auflösen.
6. Das Gemüse im Topf mit der Gemüsebrühe ablöschen.
7. Die Erbsen hinzufügen und weitere 5 Minuten köcheln lassen.
8. Die Petersilie waschen, trocken schütteln und klein hacken.
9. Die fertige Suppe mit Salz und Pfeffer abschmecken.
10. Auf 2 Tellern verteilen, mit Petersilie bestreuen und sofort servieren.

Kokossuppe mit roten Linsen

Nährwerte pro Portion: 705 kcal, 50,3 g KH, 23,2 g EW, 42,8 g FE
Zubereitungszeit: 30 Minuten

Zutaten für 2 Portionen:

- 120 g rote Linsen
- 1 Zucchini
- 1 Möhre
- 200 g Chinakohl
- 0,5 Zwiebel
- 1 EL Currypaste
- 1 EL Rapsöl
- 1 Dose Kokosmilch
- 200 ml Gemüsebrühe
- Salz, Pfeffer, Sojasoße

Zubereitung:

1. Die Linsen abwaschen und in einem Topf mit Wasser zum Kochen bringen. 10 Minuten bei kleiner Hitze köcheln lassen.
2. Währenddessen die halbe Zwiebel schälen, klein hacken und in einer beschichteten Pfanne mit dem Öl und der Currypaste 5 Minuten anbraten.
3. Die Zucchini, die Möhre und den Chinakohl waschen und klein schneiden.
4. Das Curry mit der Gemüsebrühe ablöschen.
5. Die Kokosmilch hinzufügen und verrühren.
6. Das klein geschnittene Gemüse dazugeben und bei mittlerer Hitze 5 Minuten köcheln lassen.
7. Die Linsen abgießen und in die Suppe geben. Weitere 5 Minuten köcheln lassen.
8. Mit Salz, Pfeffer und Sojasoße abschmecken.

Kürbissuppe

Nährwerte pro Portion: 589 kcal, 84,1 g KH, 16,5 g EW, 18,3 g FE
Zubereitungszeit: 30 Minuten

Zutaten für 2 Portionen:

- 200 g Dicke Bohnen (Dose)
- 1000 g Kürbis
- 1 Zwiebel
- 1 Orange, Abrieb und Saft
- 1 Knoblauchzehe
- 30 g Sojacreme
- 2 EL Rapsöl
- 1 EL Gemüsebrühe
- 0,5 Bund Petersilie
- 10 g Kokosflocken
- 750 ml Wasser
- Salz, Pfeffer, Paprikapulver

Zubereitung:

1. Das Öl in einem großen Topf erhitzen.
2. Die Zwiebel schälen, klein hacken und anschwitzen.
3. Den Kürbis waschen, entkernen, das Fruchtfleisch herausschneiden und mit anbraten.
4. Den Knoblauch schälen und zum Kürbis pressen.
5. Die Orange waschen, raspeln und pressen.
6. Den Kürbis mit dem Orangensaft ablöschen.
7. Das Wasser dazugeben. Die Gemüsebrühe auflösen.
8. Den Orangenabrieb dazugeben.
9. Die Suppe 20 Minuten kochen und mit Salz, Pfeffer und Paprikapulver abschmecken.
10. Währenddessen die Petersilie waschen, trocken schütteln und klein hacken.
11. Die fertige Suppe auf 2 Tellern verteilen.
12. Je Teller 1 EL Sojacreme in die Mitte geben und mit einer Gabel einen Kreis ziehen. Die Suppe mit der Petersilie und den Kokosflocken bestreuen und servieren.

Petersilienwurzel-Suppe

Nährwerte pro Portion: 279,3 kcal, 34,5 g KH, 8,2 g EW, 9,2 g FE
Zubereitungszeit: 30 Minuten

Zutaten für 2 Portionen:

- 250 g Petersilienwurzel
- 1 Möhre
- 0,5 Zwiebel
- 150 g Kartoffeln
- 1 Paprika, rot
- 0,5 TL Gemüsebrühe
- 100 ml Hafermilch
- 60 ml Kokosmilch
- 0,5 Bund Petersilie
- 1 Lorbeerblatt
- 250 ml Wasser
- Salz, Pfeffer, Paprikapulver

Zubereitung:

1. 3 EL Wasser in einem Topf erhitzen.
2. Die Zwiebel schälen, klein hacken und garen.
3. Die Möhre putzen, waschen, klein würfeln und dazugeben.
4. Die Petersilienwurzel waschen, schälen, in feine Scheiben schneiden und mit garen.
5. Die Kartoffeln schälen, waschen, halbieren, in feine Scheiben schneiden und mit garen.
6. Die Paprika waschen, klein würfeln und mit garen.
7. Das Lorbeerblatt mit dem restlichen Wasser dazugeben. Die Gemüsebrühe auflösen und 20 Minuten bei mittlerer Hitze köcheln lassen.
8. Das Lorbeerblatt entfernen und die Suppe fein pürieren.
9. Die Hafermilch und die Kokosmilch in die Suppe geben und gut verrühren. Kurz aufkochen.
10. Währenddessen die Petersilie waschen, trocken schütteln und klein hacken.
11. Die fertige Suppe mit Salz, Pfeffer und Paprikapulver abschmecken und auf 2 Tellern verteilen.
12. Mit Petersilie bestreuen und servieren.

Sellerie-Kartoffel-Fenchelsuppe mit Knoblauchcroûtons

Nährwerte pro Portion: 384,6 kcal, 40,3 g KH, 9,5 g EW, 17,5 g FE
Zubereitungszeit: 30 Minuten

Zutaten für 2 Portionen:

- 400 g Sellerieknolle
- 200 g Kartoffeln
- 100 g Fenchel
- 0,5 Zwiebel
- 2 Knoblauchzehen
- 150 ml Hafermilch
- 2 Scheiben Vollkorntoast
- 3 EL Rapsöl
- Salz, Pfeffer
- 500 ml Wasser

Zubereitung:

1. Backofen auf 200 °C vorheizen.
2. Den Knoblauch schälen, pressen und mit 1 EL Rapsöl verrühren.
3. Den Vollkorntoast mit dem Knoblauchöl bestreichen und 10 Minuten kross backen.
4. Währenddessen das restliche Öl in einer beschichteten Pfanne heiß werden lassen.
5. Den Sellerie, die Kartoffeln und den Fenchel waschen. Die Zwiebel schälen. Alles klein würfeln und 5 Minuten anbraten.
6. Mit dem Wasser und der Hafermilch ablöschen. Bei mittlerer Hitze 15 Minuten köcheln lassen.
7. Die Knoblauchtoasts aus dem Backofen holen und würfeln.
8. Die Suppe in einen Mixbehälter geben und pürieren. Mit Salz und Pfeffer abschmecken. Auf 2 Tellern anrichten und mit den Knoblauchcroûtons bestreuen.

Selleriesuppe mit veganem Lachs

Nährwerte pro Portion: 282,2 kcal, 19,8 g KH, 3,6 g EW, 19,6 g FE
Zubereitungszeit: 30 Minuten

Zutaten für 2 Portionen:

- 250 g Sellerie
- 1 Zwiebel
- 3 EL Rapsöl
- 350 ml Gemüsebrühe
- 50 g Sojacreme
- 1 Möhre
- 1 TL Sojasoße
- 0,5 TL Rauchsalz
- 1 TL Ahornsirup
- 1 TL Apfelessig
- 250 ml Wasser

Zubereitung:

1. 2 EL Öl in einer beschichteten Pfanne erhitzen.
2. Den Sellerie waschen, klein würfeln und in die Pfanne geben.
3. Die Zwiebel schälen, klein würfeln und dazugeben. 5 Minuten anbraten.
4. Mit der Gemüsebrühe löschen und bei kleiner Hitze 15 Minuten köcheln.
5. Währenddessen das Wasser zum Kochen bringen.
6. Die Möhre schälen und mit dem Kartoffelschäler in Streifen schneiden. 5 Minuten kochen.
7. In der Zwischenzeit die Sojasoße, das Rauchsalz, den Ahornsirup und den Apfelessig verrühren.
8. Die Möhrenstücke mit der Marinade vermischen (veganer Lachs).
9. Die Selleriesuppe pürieren und auf 2 Tellern verteilen.
10. Einen Klacks Sojacreme und den veganen Lachs auf jeden Teller geben. Sofort servieren.

Tomatensuppe

Nährwerte pro Portion: 132,2 kcal, 14,7 g KH, 3,7 g EW, 5,7 g FE
Zubereitungszeit: 20 Minuten

Zutaten für 2 Portionen:

- 500 g reife Tomaten
- 1 Knoblauchzehe
- 1 EL Rapsöl
- 300 ml Gemüsebrühe
- 2 TL Thymian
- 2 Blätter Basilikum
- 1 Zwiebel
- 1 TL Zucker
- Salz, Pfeffer

Zubereitung

1. Die Zwiebel und die Knoblauchzehe schälen und klein hacken.
2. In einer beschichteten Pfanne mit Öl 5 Minuten anschwitzen.
3. Die Tomaten waschen, klein schneiden und mit dem Thymian dazugeben.
4. Die Gemüsebrühe hinzugeben und bei mittlerer Hitze 10 Minuten köcheln lassen.
5. Die Tomatensuppe in einem Mixbehälter kurz bei höchster Stufe pürieren.
6. Mit Salz und Pfeffer abschmecken und auf 2 Tellern verteilen. Mit den Basilikumblättern garnieren.

Hauptspeisen

Im Kapitel der Hauptspeisen begegnen Ihnen Fleischersätze wie *Tofu, Seitan oder Jackfruit*. Tofu wird aus gepressten Sojabohnen hergestellt. Er ist überwiegend geschmacksneutral und kann so zubereitet werden, wie es auch bei Fleisch üblich ist. In den Speisen verwendet, ist der Unterschied zum Fleisch häufig nicht feststellbar, sodass Neu-Vegetarier von einem einfachen Umstieg auf die vegetarische Kost profitieren.

Besonders interessant sind die beiden Alternativen Jackfruit und Seitan. Obwohl teils exotisch, lassen sie sich im Großteil der Supermärkte und Lebensmittelläden finden. Von der Konsistenz her ähnelt das Fruchtfleisch der Jackfruit einer Hähnchenbrust, der Geschmack ist fruchtig und süß. Seitan ist ein proteinreicher Fleischersatz, der aus Weizen gewonnen wird und von der Konsistenz her wie Huhn behandelt werden kann.

Dieses Kapitel wird Ihnen die drei Top-Fleischalternativen in mehreren einzigartigen Variationen sowie weitere faszinierende Hauptspeisen vorstellen.

Für Vielbeschäftigte und jene, die es eilig haben, eignen sich einige der Rezepte als Lunch to go.

Artischocken-Risotto

Nährwerte pro Portion: 447 kcal, 84,3 g KH, 9,3 g EW, 8,1 g FE
Zubereitungszeit: 30 Minuten

Zutaten für 2 Portionen:

- 200 g Risotto-Reis
- 0,5 Zwiebel
- 1 Knoblauchzehe
- 150 g Artischocken (Dose)
- 0,5 Zitrone, Abrieb und Saft
- 1 EL Olivenöl
- 0,5 TL Gemüsebrühe
- 200 ml Wasser

Zubereitung:

1. Das Öl in einem Topf erhitzen.
2. Die Zwiebel schälen, klein hacken und anschwitzen.
3. Den Risotto-Reis dazugeben und mit anbraten.
4. Den Knoblauch schälen, dazu pressen und mit anbraten.
5. Mit dem Wasser ablöschen. Die Gemüsebrühe auflösen.
6. Die Artischocken klein schneiden und dazugeben. 20 Minuten köcheln lassen.
7. Währenddessen die Zitrone waschen, reiben und auspressen.
8. Das fertige Risotto mit dem Zitronenabrieb und dem Zitronensaft vermischen und am besten mit einem Salat servieren.

Asia-Nudeln mit Erdnuss-Soße

Nährwerte pro Portion: 510,2 kcal, 65,9 g KH, 21,4 g EW, 15 g FE
Zubereitungszeit: 30 Minuten

Zutaten für 2 Portionen:

- 160 g Vollkorn-Spaghetti
- 1 TL Sesamöl
- 200 g Brokkoli
- 1 Zwiebel
- 1 Paprika, rot
- Koriander
- 3 EL Sojasauce
- 4 EL Erdnussbutter
- 0,5 TL Chili
- 500 ml Wasser

Zubereitung:

1. Wasser in einem großen Topf zum Kochen bringen. Währenddessen Öl in einer beschichteten Pfanne erhitzen.
2. Die Zwiebel schälen, klein hacken und anschwitzen.
3. Brokkoli und Paprika waschen, in kleine Würfel schneiden und anbraten.
4. Die Spaghetti 10 Minuten kochen.
5. Währenddessen die Sojasauce mit der Erdnussbutter und dem Chilipulver in einer kleinen Pfanne erhitzen.
6. Koriander waschen, klein hacken und unter das Gemüse mischen.
7. Die garen Spaghetti abgießen und mit dem Gemüse in der Pfanne vermischen.
8. Auf 2 Tellern anrichten und die Erdnuss-Soße drüber geben. Sofort servieren.

Vollkorn-Spaghetti mit Avocado-Pesto

Nährwerte pro Portion: 908,8 kcal, 78,4 g KH, 28,8 g EW, 51,4 g FE
Zubereitungszeit: 25 Minuten

Zutaten für 2 Portionen:

- 1 Avocado
- 10 g Basilikumblätter
- 30 g Pinienkerne geröstet
- 50 g Parmesan
- ½ Zitrone
- 4 EL Rapsöl
- ½ TL Salz
- 1 Knoblauchzehe geschält
- 200 g Vollkorn-Spaghetti
- Salz, Pfeffer
- 1 l Wasser

Zubereitung:

1. Das Wasser in einem großen Topf zum Kochen bringen.
2. Die Pinienkerne in einer beschichteten Pfanne rösten.
3. Währenddessen die Zitrone auspressen.
4. Den Knoblauch schälen und pressen.
5. Die Avocado schälen und das Fruchtfleisch mit den Basilikumblättern, dem Zitronensaft, 2 EL Öl, 3 EL Wasser und dem gepressten Knoblauch in einem Mixbehälter pürieren.
6. Die Vollkorn-Spaghetti ins kochende Wasser geben und 10 Minuten kochen.
7. Die gerösteten Pinienkerne und den Parmesan zum Avocado-Pesto geben und pürieren. Mit Salz und Pfeffer abschmecken.
8. Die Vollkorn-Spaghetti abgießen und im Topf mit dem Avocado-Pesto vermischen. Sofort servieren.

Blitzpizza ohne Pizzateig

Nährwerte pro Portion: 328,8 kcal, 51,1 g KH, 12,3 g EW, 12,6 g FE
Zubereitungszeit: 20 Minuten

Zutaten für 2 Portionen:

- 2 Wraps
- 4 EL Tomatenmark
- 1 Paprika
- 1 Lauchzwiebel
- 4 EL geriebener Käse, 16 %
- 3 EL frische Basilikumblätter
- 100 g Cherry-Tomaten
- 1 TL Oregano
- 1 EL Rapsöl
- Salz, Pfeffer

Zubereitung:

1. Den Backofen auf 180 °C vorheizen.
2. Das Öl mit dem Tomatenmark verrühren.
3. Die Tomatensoße mit Salz und Pfeffer abschmecken.
4. Die Wraps mit der Tomatensoße bestreichen.
5. Die Paprika, Cherry-Tomaten und die Lauchzwiebel waschen und klein schneiden.
6. Die Wraps mit dem Gemüse belegen.
7. Den geriebenen Käse auf die Wrap-Pizza streuen. 10 Minuten backen.
8. Die fertige Wrap-Pizza mit Basilikum dekorieren.

Blumenkohl-Couscous-Gratin

Nährwerte pro Portion: 479,7 kcal, 49,1 g KH, 22,4 g EW, 19,3 g FE
Zubereitungszeit: 30 Minuten

Zutaten für 2 Portionen:

- 125 g Couscous
- 100 g Babyspinat
- 200 g Blumenkohl
- 1 Zucchini
- 100 g Sojacreme
- 2 Eier
- 50 g Gratinkäse
- Salz, Muskatnuss
- 125 ml Wasser

Zubereitung:

1. Den Backofen auf 200 °C vorheizen.
2. Für den Couscous 125 ml Wasser in einem Topf zum Kochen bringen.
3. Währenddessen den Spinat waschen und trocken schleudern.
4. Den Blumenkohl waschen und klein schneiden.
5. Für den Blumenkohl 400 ml Wasser in einem Topf zum Kochen bringen.
6. Das kochende Wasser für den Couscous vom Herd nehmen und den Couscous einrühren. 5 Minuten quellen lassen.
7. Die Zucchini waschen und klein würfeln.
8. Den Blumenkohl 5 Minuten garen.
9. Währenddessen die Zucchiniwürfel mit dem Spinat in eine Auflaufform geben.
10. Die Eier mit der Sojacreme verrühren und mit Salz, Pfeffer und Muskatnuss würzen.
11. Den Blumenkohl abgießen und mit dem gequollenen Couscous in der Auflaufform vermischen.
12. Die Hälfte des Käses untermischen.
13. Die Eier-Soja-Creme über das Gratin geben.
14. Das Gratin mit dem restlichen Käse bestreuen und 15 Minuten backen.

Blumenkohl-Dinkel-Pfanne

Nährwerte pro Portion: 474,1 kcal, 46,9 g KH, 19,4 g EW, 21,2 g FE
Zubereitungszeit: 25 Minuten

Zutaten für 2 Portionen:

- 100 g Dinkel
- 200 g Blumenkohl
- 1 Zwiebel
- 100 g Quark, 0,2 %
- 50 g Cashews
- 0,5 Bund Petersilie
- 1 TL Gemüsebrühe
- 1,5 EL Rapsöl
- 250 ml Wasser
- 200 ml Wasser
- Salz, Pfeffer, Paprikapulver, Curry

Zubereitung:

1. 200 ml Wasser mit dem Dinkel in einem Topf zum Kochen bringen. Bei mittlerer Hitze 10 Minuten garen.
2. Öl in einer beschichteten Pfanne erhitzen.
3. Die Zwiebel schälen, klein hacken und anschwitzen.
4. Blumenkohl waschen, klein schneiden und dazugeben.
5. Mit 250 ml Wasser ablöschen und die Gemüsebrühe auflösen. 5 Minuten garen.
6. Währenddessen den Quark mit Salz, Pfeffer und Paprikapulver würzen und cremig rühren.
7. Den fertigen Dinkel und die Cashews zum Blumenkohl geben und mit Salz, Pfeffer und Curry abschmecken.
8. Die Petersilie waschen, trocken schütteln und klein hacken.
9. Die Blumenkohl-Dinkel-Pfanne auf 2 Tellern verteilen und mit der Petersilie bestreuen.
10. Mit dem Quark servieren.

Blumenkohl-Reis

Nährwerte pro Portion: 144,7 kcal, 6,1 g KH, 6,3 g EW, 9 g FE
Zubereitungszeit: 10 Minuten

Zutaten für 2 Portionen:

- 500 g Blumenkohl
- 6 EL Wasser
- 2 EL Butter
- Salz

Zubereitung:

1. Den Blumenkohl waschen und klein hacken.
2. In einer Schüssel für die Mikrowelle mit dem Wasser vermischen und mit dem Salz abschmecken.
3. In der geschlossenen Schüssel bei 900 Watt 5 Minuten garen.
4. Den heißen Blumenkohlreis mit der Butter vermischen. Sofort servieren.

Bulgur mit Erbsen und Tomaten

Nährwerte pro Portion: 464,8 kcal, 63,6 g KH, 16,2 g EW, 13,2 g FE
Zubereitungszeit: 30 Minuten

Zutaten für 2 Portionen:

- 100 g Bulgur
- 1 Zwiebel
- 1 Knoblauchzehe
- 2 EL Rapsöl
- 200 g Erbsen (TK)
- 1 EL Kurkuma
- 1 TL Chiliflocken
- 300 g Tomaten
- 300 ml Gemüsebrühe

Zubereitung:

1. Die Zwiebel und die Knoblauchzehe schälen und klein hacken.
2. Das Öl in einer beschichteten Pfanne erhitzen. Die Zwiebel und den Knoblauch anbraten.
3. Die gefrorenen Erbsen dazugeben und garen.
4. Das Kurkuma und die Chiliflocken hinzufügen.
5. Die Tomaten waschen, klein schneiden und dazugeben. 10 Minuten köcheln lassen.
6. Den Bulgur in einem Sieb abwaschen und der Pfanne hinzufügen.
7. Mit der Gemüsebrühe aufgießen. Aufkochen, Herdplatte ausmachen und 10 Minuten ziehen lassen.
8. Mit Salz und Pfeffer abschmecken.

Brokkoli-Dinkel-Auflauf

Nährwerte pro Portion: 577,9 kcal, 65,6 g KH, 30,9 g EW, 18,4 g FE
Zubereitungszeit: 30 Minuten

Zutaten für 2 Portionen:

- 1 Brokkoli, 350 g
- 160 g Dinkel
- 30 g Cashewkerne
- 100 g geriebener Käse
- 1 Knoblauchzehe
- 125 ml Hafermilch
- 1 l Wasser
- Salz, Pfeffer

Zubereitung:

1. Das Wasser in einem Topf zum Kochen bringen.
2. Den Brokkoli waschen, putzen und die Röschen abtrennen.
3. Den Dinkel waschen und zusammen mit dem Brokkoli ins kochende Wasser geben.
4. Den Backofen auf 180 °C vorheizen.
5. Nach 5 Minuten den Brokkoli rausnehmen. Den Dinkel 5 weitere Minuten kochen.
6. Den Knoblauch schälen und die Auflaufform damit einreiben. Dann den Knoblauch pressen und mit der Hafermilch verrühren. Mit Salz und Pfeffer abschmecken.
7. Die Cashewkerne klein mörsern.
8. Den Dinkel in einem Sieb abgießen und zusammen mit dem Brokkoli in der Auflaufform vermischen.
9. Die Hafermilch untermischen.
10. Den Käse über den Auflauf streuen, bis er ganz bedeckt ist. Die Cashewkerne über den Käse streuen. 10 Minuten backen.

Chinakohl-Tofu-Reis-Bowl

Nährwerte pro Portion: 342,9 kcal, 31,8 g KH, 15,6 g EW, 14,6 g FE
Zubereitungszeit: 30 Minuten

Zutaten für 2 Portionen:

- 400 g Chinakohl, geputzt
- 1 Paprikaschote, rot
- 1 Zwiebel
- 1 EL Rapsöl
- 2 Knoblauchzehen
- 100 g Porree
- 100 g Sojasprossen
- 100 g Tofu
- 10 ml Sesamöl
- 3 EL Sojasoße
- 1 EL Paprikapulver
- 100 g Basmatireis
- etwas Salz, Chili
- 1300 ml Wasser

Zubereitung:

1. Den Reis mehrmals waschen und mit 300 ml Wasser in einem Topf zum Kochen bringen. Auf mittlere Stufe 20 Minuten garen.
2. Das Öl in einer beschichteten Pfanne erhitzen.
3. Zwiebel schälen, klein hacken und anbraten.
4. 1000 ml Wasser in eine große Schüssel geben.
5. Den Chinakohl waschen, in kleine mundgerechte Stücke schneiden und salzen. 10 Minuten in der Schüssel lassen.
6. Die Paprika, den Porree und die Sojabohnen waschen, in 2 cm große Würfel schneiden und mit anbraten.
7. Den Tofu waschen, in 1 cm dicke Scheiben schneiden und mit anbraten.
8. Den Knoblauch schälen und in die Pfanne pressen.
9. Den Chinakohl abwaschen und dazugeben. Das Gemüse wenden und mit Sesamöl, Sojasauce, Paprikapulver und Chili würzen. 10 Minuten garen.
10. Eine kleine Dessertschale mit dem gekochten Reis füllen, umgekehrt auf einen Teller stellen und die Schale vorsichtig entfernen. Das fertige Gemüse um den Reishügel drapieren. Sofort servieren. Zum Mitnehmen den Reis kurz mit dem Gemüse vermischen und anbraten.

Dal mit roten Linsen (Indisch)

Nährwerte pro Portion: 1110,5 kcal, 90,8 g KH, 36,5 g EW, 61,8 g FE
Zubereitungszeit: 30 Minuten

Zutaten für 2 Portionen:

- 200 g Rote Linsen
- 1 Zwiebel
- 2 Paprika, rot
- 2 Knoblauchzehen
- 400 ml Kokosmilch (Dose)
- 1/2 TL Chilipulver
- Salz, Pfeffer, 1 TL Paprikapulver, 1 EL Curry, 1 TL Kurkumapulver
- 500 ml Gemüsebrühe
- 2 EL Rapsöl zum Anbraten
- 2 EL Joghurt, natur

Zubereitung:

1. Linsen in einem Sieb waschen.
2. Öl in einer großen beschichteten Pfanne erhitzen.
3. Zwiebel und Knoblauch schälen, klein hacken und in der Pfanne 5 Minuten anbraten.
4. 2 EL Curry, 1 TL Paprikapulver und 1 TL Kurkumapulver dazugeben, vermischen und mit anbraten.
5. Währenddessen die Paprika waschen, entkernen und in ca. 1 cm große Würfel schneiden.
6. Rote Linsen und 400 ml Gemüsebrühe dazugeben und das Ganze 10 Minuten bei mittlerer Hitze garen.
7. Kokosmilch hinzufügen, verrühren und 5 Minuten köcheln lassen, bis das Dal cremig wird.
8. Mit Salz und Pfeffer abschmecken.
9. Das Dal auf 2 Tellern verteilen und einen EL Naturjoghurt in die Mitte setzen und vorsichtig zu einem Kreis rühren.
10. Mit Reis oder Naan servieren.

Djuvec Reis

Nährwerte pro Portion: 396,5 kcal, 36,9 g KH, 5,9 g EW, 23,8 g FE
Zubereitungszeit: 30 Minuten

Zutaten für 2 Portionen:

- 1 Knoblauchzehe
- 1 Zwiebel
- 1 rote Paprika
- 2 Tomaten
- 150 g weißer Langkornreis
- 100 g Ajvar
- 0,5 EL Gemüsebrühe
- 3 EL Olivenöl
- 1 Bund Petersilie
- Salz, Pfeffer, Paprikapulver

Zubereitung:

1. Knoblauch und Zwiebel schälen.
2. Paprika und Tomate waschen, entkernen und klein schneiden.
3. Zwiebel fein würfeln.
4. In einem Topf 1 EL Öl erhitzen und das Gemüse anbraten. 5 Minuten. Mit Paprikapulver abschmecken.
5. Reis dazugeben.
6. Knoblauch pressen und dazugeben.
7. Mit 300 ml Wasser und 0,5 EL Gemüsebrühe aufgießen.
8. Ajvar dazugeben und gut vermischen.
9. Bei mittlerer Hitze 10 Minuten köcheln lassen. Währenddessen Petersilie waschen, klein hacken und unterrühren.
10. Mit Salz, Pfeffer und Paprikapulver abschmecken.
11. Pur oder mit Salat servieren.

Erbsenpüree mit Tofu-Rührei

Nährwerte pro Portion: 365,8 kcal, 23,1 g KH, 17,5 g EW, 20,8 g FE
Zubereitungszeit: 20 Minuten

Zutaten für 2 Portionen:

- 200 g Erbsen (tiefgefroren)
- 1,5 Zwiebel
- 1 Knoblauchzehe
- 50 ml Wasser
- 200 g Tofu
- 4 EL Soja Joghurt
- 2 EL Schnittlauch
- 0,5 TL Kala Namak
- 3 EL Rapsöl
- Salz, Pfeffer, Kurkuma, Paprikapulver

Zubereitung:

1. 1 EL Öl in einer beschichteten Pfanne erhitzen.
2. Die Zwiebeln schälen, klein hacken und 1 Zwiebel anschwitzen.
3. Den Knoblauch schälen, klein hacken und mit den Erbsen und 50 ml Wasser dazugeben.
4. 5 Minuten garen.
5. Währenddessen 2 EL Öl in einer anderen beschichteten Pfanne erhitzen.
6. Den Tofu je nach Festigkeit reiben oder zerbröseln und mit 0,5 Zwiebel anbraten.
7. 5 Minuten braten.
8. Währenddessen den Schnittlauch waschen, trocken schütteln und fein hacken.
9. Die garen Erbsen pürieren und mit Salz und Pfeffer abschmecken.
10. Das Tofu-Ei mit dem Soja Joghurt verrühren und mit Salz, Kurkuma und Paprikapulver abschmecken.
11. Auf 2 Teller verteilen und mit dem fein gehackten Schnittlauch bestreuen.
12. Mit 2 Löffeln ovale Kugeln aus dem Erbsenpüree formen und mit dem Tofu-Ei servieren.

Falafel (Basis-Rezept)

Nährwerte pro Falafelbällchen: 104,5 kcal, 10.8 g KH, 3,3 g EW, 4,7 g FE
Zubereitungszeit: 20 Minuten

Zutaten für 12 Falafel:

- 1 Dose Kichererbsen
- 1 Zwiebel
- 1 Ei
- 1 EL Petersilie
- 1 EL frischer Koriander
- 2 Knoblauchzehen
- 4 EL Rapsöl
- 1 Tasse Semmelbrösel

Zubereitung:

1. Die Kichererbsen in einem Sieb waschen, abtropfen lassen und in einen Mixbehälter geben.
2. Die Zwiebel schälen, fein hacken und zu den Kichererbsen geben.
3. Die Knoblauchzehen schälen und zu den Kichererbsen pressen.
4. Die Petersilie, den Koriander und das Ei dazugeben.
5. Bei höchster Stufe kurz durchmixen.
6. Das Öl in einer beschichteten Pfanne erhitzen.
7. Die Semmelbrösel auf einem flachen Teller geben.
8. Aus der Kichererbsenmasse mit feuchten Händen kleine Kugeln formen und in den Semmelbröseln wälzen.
9. Rundherum goldgelb braten.
10. Mit Joghurt-Dip servieren.

Falafel-Wrap (setzt Basis-Rezept Falafel voraus)

Nährwerte pro Portion: 883,5 kcal, 107,5 g KH, 30,9 g EW, 32,1 g FE
Zubereitungszeit: 30 Minuten

Zutaten für 2 Portionen:

- 3 Falafelbällchen
- 2 Wraps
- 150 g Naturjoghurt, 0,2 %
- 1 Bund Petersilie
- 1 Tomate
- 2 Knoblauchzehen
- 100 g Salat
- 2 EL Zitronensaft
- Salz, Pfeffer

Zubereitung:

1. Die Wraps bei 100 °C im Backofen oder 1 Minute von jeder Seite in einer beschichteten Pfanne erwärmen.
2. Den Salat waschen und abtropfen lassen.
3. Die Knoblauchzehen schälen und in den Naturjoghurt pressen.
4. Den Zitronensaft dazugeben und mit dem Naturjoghurt verrühren.
5. Die Petersilie waschen und klein hacken.
6. Die Falafelbällchen auf dem Wrap zerdrücken und in der Mitte der Länge nach verteilen.
7. Die Tomate waschen, halbieren und in Scheiben schneiden. Die Tomatenscheiben auf der Falafelmasse der Länge nach auf dem Wrap verteilen.
8. Den Salat neben der Falafelmasse der Länge nach auf dem Wrap verteilen.
9. Den Dip auf dem Salat verteilen.
10. Den Wrap unten einfalten und von einer Seite rollen. Zum Mitnehmen in Alufolie oder in eine große Serviette einschlagen und mit Frischhaltefolie umwickeln.

Gemüse-Lasagne

Nährwerte pro Portion: 437,5 kcal, 58,9 g KH, 13,1 g EW, 15,6 g FE
Zubereitungszeit: 30 Minuten

Zutaten für 2 Portionen:

- 1 Zucchini
- 2 Möhren
- 1 Zwiebel
- 1 Dose Tomaten
- 250 ml Gemüsebrühe
- 1 EL italienische Kräuter
- 2 Knoblauchzehen
- 3 EL Kräuter Frischkäse
- 6 Lasagneplatten
- 2 EL Rapsöl
- 600 ml Wasser

Zubereitung:

1. Den Backofen auf 200 °C vorheizen.
2. Das Wasser in einem großen Topf zum Kochen bringen. Die Lasagneplatten 10 Minuten garen.
3. Währenddessen Öl in einer beschichteten Pfanne erhitzen.
4. Zwiebel schälen, klein hacken und anschwitzen.
5. Möhren schälen, waschen und klein schneiden. Mit anbraten.
6. Zucchini waschen und in kleine Würfel schneiden. Mit anbraten.
7. Wasser im Wasserkocher erhitzen und die Gemüsebrühe auflösen.
8. Das Gemüse mit den Tomaten und der Gemüsebrühe ablöschen.
9. Den Knoblauch schälen und in die Soße pressen.
10. Mit dem Frischkäse und den italienischen Kräutern abschmecken.
11. Die Lasagneplatten kalt abschrecken.
12. In einer Auflaufform oder Königskuchenform erst eine Schicht Soße, dann 1 Lasagneplatte geben. Abwechselnd mit Soße und Lasagneplatten füllen. Mit dem Reibekäse bestreuen und 10 Minuten backen.

Gulasch mit Schupfnudeln und Sauerkraut

Nährwerte pro Portion: 680,2 kcal, 59,1 g KH, 43,8 g EW, 25,1 g FE
Zubereitungszeit: 30 Minuten

Zutaten für 2 Portionen:

- 250 g Schupfnudeln
- 150 g Sojaschnetzel, grob
- 300 ml Gemüsebrühe
- 0,5 Dose Sauerkraut
- 1 rote Paprika
- 0,5 Zwiebel
- 3 EL Rapsöl
- 3 EL Sojacreme
- 0,5 Dose gehackte Tomaten
- 200 ml Wasser

Zubereitung:

1. Die Sojaschnetzel 10 Minuten in 300 ml warmer Gemüsebrühe aufquellen lassen.
2. Währenddessen das Sauerkraut abtropfen lassen.
3. 2 EL Öl in einer beschichteten Pfanne erhitzen.
4. Die Schupfnudeln 5 Minuten golden anbraten.
5. Währenddessen die Zwiebel schälen und klein hacken.
6. Die Paprika waschen und in mundgerechte Würfel schneiden.
7. 1 EL Öl in einer 2. Pfanne erhitzen und die Zwiebel, die Paprika und das Sauerkraut in der Pfanne anbraten.
8. Die Sojaschnetzel in ein Sieb gießen, abwaschen und ausdrücken.
9. Die Sojaschnetzel mit dem Gemüse braten.
10. Das Wasser und die gehackten Tomaten dazugeben und gut verrühren.
11. Mit Salz und Pfeffer abschmecken.
12. Die Schupfnudeln mit dem Gulasch auf 2 Tellern anrichten.

Gyros aus Seitan

Nährwerte pro Portion: 487,9 kcal, 37,3 g KH, 32,7 g EW, 21,8 g FE
Zubereitungszeit: 25 Minuten

Zutaten für 2 Portionen:

- 200 g Seitan
- 1 Zwiebel
- 4 Knoblauchzehen
- 120 g Fladenbrot
- 3 EL Rapsöl
- 150 g Haferjoghurt
- 100 g Krautsalat
- 2 Peperoni
- Salz, Pfeffer, Paprikapulver

Zubereitung:

1. Öl in einer beschichteten Pfanne erhitzen.
2. Seitan in mundgerechte Stücke schneiden und in die Pfanne geben.
3. Die Zwiebel schälen, halbieren und in Scheiben schneiden. Die Scheiben auseinander pflücken in Streifen und mit den Zwiebeln anbraten.
4. Das Fladenbrot von beiden Seiten auf dem Toaster rösten.
5. Den Knoblauch schälen und 2 Zehen in die Pfanne pressen. 10 Minuten braten.
6. Die anderen beiden Knoblauchzehen in den Joghurt pressen und mit Salz und Pfeffer abschmecken.
7. Das Fladenbrot in 2 Hälften teilen und mit dem Knoblauchjoghurt bestreichen.
8. Die Fladenbrote mit dem Seitangyros füllen.
9. 2 EL Knoblauchjoghurt darauf verteilen.
10. Obenauf den Krautsalat und die Peperoni legen und servieren.

Hirse-Bratlinge

Nährwerte pro Portion: 452,9 kcal, 60,9 g KH, 10 g EW, 16,7 g FE
Zubereitungszeit: 30 Minuten

Zutaten für 2 Portionen:

- 100 g Hirse
- 200 ml Gemüsebrühe
- 2 Möhren
- 1 Paprika rot
- 1 Knoblauchzehe
- 1 Lauchzwiebel
- 2 EL Dinkelmehl
- 3 EL Rapsöl
- Salz, Pfeffer, Kurkuma

Zubereitung:

1. Die Gemüsebrühe mit der Hirse zum Kochen bringen.
2. Bei kleiner Hitze 15 Minuten köcheln lassen.
3. Währenddessen die Möhren waschen, putzen und klein raspeln.
4. Die Paprika und die Lauchzwiebel waschen und klein schneiden.
5. Die Knoblauchzehe schälen und pressen.
6. Die aufgequollene Hirse mit den Möhren, dem Knoblauch, der Paprika und der Lauchzwiebel gut vermengen.
7. Gleich große Bratlinge formen.
8. Öl in einer beschichteten Pfanne erhitzen.
9. Das Mehl auf einem flachen Teller geben. Die Bratlinge von beiden Seiten im Mehl wälzen.
10. Die Bratlinge 5 Minuten von beiden Seiten braten, bis sie goldbraun sind. Pur, als Burger-Einlage oder mit Reis und Salat genießen.

Kalte Soba mit Gemüse

Nährwerte pro Portion: 473,8 kcal, 59 g KH, 16,4 g EW, 16,9 g FE
Zubereitungszeit: 30 Minuten

Zutaten für 2 Portionen:

- 140 g Soba / Buchweizen Nudeln
- 1 Zwiebel
- 1 Paprika
- 150 g Blattspinat
- 100 g Shiitake
- 3 EL Sojasauce
- 2 TL Senf
- 10 Tropfen Sesamöl
- 2 EL Rapsöl
- 1 TL Gemüsebrühe
- 500 ml Wasser

Zubereitung:

1. Das Wasser in einem Topf zum Kochen bringen. Die Soba Nudeln 5 Minuten kochen.
2. Das Öl in einer beschichteten Pfanne erhitzen.
3. Den Spinat waschen, klein schneiden und mit den Soba garen.
4. Die Pilze putzen, in Scheiben schneiden und anbraten.
5. Die Zwiebel schälen, in Streifen schneiden und anbraten.
6. Paprika waschen, in kleine Würfel schneiden und anbraten.
7. Die Soba und den Spinat kalt abschrecken. Die Gemüsebrühe auffangen und auf 2 tiefe Teller verteilen.
8. Die Nudeln in die Mitte der tiefen Teller verteilen. Das Gemüse um die Nudeln drapieren.
9. Den Senf mit der Sojasoße und dem Sesamöl vermischen.
10. Die Senfsojasoße in die Mitte auf die Nudeln geben. Servieren.

Kichererbsen-Sellerie-Pfanne

Nährwerte pro Portion: 357,5 kcal, 35,1 g KH, 10,9 g EW, 16,3 g FE
Zubereitungszeit: 20 Minuten

Zutaten für 2 Portionen:

- ½ Dose (425 ml) Kichererbsen
- 1 Lauchzwiebel
- 1 Zwiebel
- 400 g Sellerie
- 2½ EL Rapsöl
- 1½ EL Currypulver
- 1 TL Paprikapulver
- 100 g Naturjoghurt, 0,2 %
- 1 EL Zitronensaft
- Salz, Pfeffer

Zubereitung:

1. Kichererbsen in einem Sieb abgießen, abwaschen und abtropfen lassen.
2. Lauchzwiebel putzen, waschen und in Ringe schneiden.
3. Zwiebel schälen, klein hacken.
4. Sellerie putzen, waschen, in kleine Würfel schneiden.
5. Öl in einer großen Pfanne erhitzen.
6. Sellerie und Zwiebel 5 Minuten braten.
7. Kichererbsen, Curry, Paprikapulver dazugeben und weitere 5 Minuten braten.
8. Währenddessen Joghurt mit Zitronensaft verrühren. Mit Salz und Pfeffer abschmecken.
9. Lauchzwiebeln zum Ende der Bratzeit mit in die Pfanne geben und kurz erhitzen.
10. Mit Salz und Pfeffer abschmecken und den Joghurtdip dazu reichen.

Kohlrabi-Schnitzel

Nährwerte pro Portion: 507,8 kcal, 74,1 g KH, 15,2 g EW, 15,8 g FE
Zubereitungszeit: 30 Minuten

Zutaten für 2 Portionen:

- 1 großer Kohlrabi
- 90 g Dinkelmehl
- 75 ml Hafermilch
- ½ TL Salz
- ¼ TL Pfeffer
- 1 TL Knoblauchpulver
- 100 g Paniermehl
- 1 TL Paprika, edelsüß
- 1 Ei
- 2 EL Rapsöl zum Braten
- 750 ml Wasser

Zubereitung:

1. Das Wasser in einem Topf zum Kochen bringen.
2. Kohlrabi schälen und in 1 cm dicke Scheiben schneiden. 10 Minuten kochen.
3. Währenddessen das Mehl mit der Hafermilch, dem Ei und dem Knoblauchpulver verrühren.
4. 50 g Mehl auf einen flachen Teller geben.
5. 40 g Mehl mit dem Paniermehl und dem Paprikapulver vermischen und auf einen 2. flachen Teller geben.
6. Die Kohlrabischeiben aus dem Topf nehmen und trocken tupfen.
7. Das Öl in einer beschichteten Pfanne erhitzen.
8. Die Kohlrabischeiben in Mehl wälzen, dann mit der Ei-Panade bestreichen und in der Paniermehl-Mischung wälzen.
9. Die Kohlrabischnitzel 5 Minuten auf jeder Seite goldbraun backen und auf einen Teller mit Küchenpapier legen, um das Fett abtropfen zu lassen.
10. Mit Salat und Kartoffeln oder Reis servieren.

Kokos-Penne mit Kürbis und Pak Choi

Nährwerte pro Portion: 844,1 kcal, 91,9 KH, 18,7 g EW, 42,7 g FE
Zubereitungszeit: 30 Minuten

Zutaten für 2 Portionen:

- 200 g Vollkorn-Penne
- 1 Zwiebel
- 2 Knoblauchzehen
- 200 g Hokkaido Kürbis
- 100 g Pak Choi
- 250 ml Kokosmilch
- 1 TL Miso
- 2 EL Rapsöl
- 0,25 Bund Koriander
- Salz, Pfeffer, Paprikapulver, Chili
- 600 ml Wasser

Zubereitung:

1. Das Wasser in einem Topf zum Kochen bringen.
2. Währenddessen das Öl in einer beschichteten Pfanne erhitzen.
3. Die Zwiebel und den Knoblauch schälen, klein hacken und anschwitzen.
4. Den Kürbis waschen, mit einem Löffel das Fruchtfleisch entfernen und mit in die Pfanne geben.
5. Die Vollkorn-Penne ins kochende Wasser geben und 10 Minuten kochen.
6. Pak Choi waschen, klein schneiden und dazugeben. 5 Minuten garen.
7. Das Pfannengemüse mit der Kokosmilch ablöschen und 5 Minuten schmoren.
8. Den Koriander waschen, trocken schütteln und fein hacken.
9. Das Pfannengemüse mit dem Miso verrühren und mit Salz, Pfeffer, Paprikapulver und Chili abschmecken.
10. Die Penne abgießen und mit dem Pfannengemüse vermischen. Auf 2 Teller verteilen und mit dem Koriander bestreuen.

Linsen-Bolognese

Nährwerte pro Portion: 730,2 kcal, 122,3 g KH, 33,1 g EW, 8,2 g FE
Zubereitungszeit: 30 Minuten

Zutaten für 2 Portionen:

- 125 g Rote Linsen
- 1 EL Rapsöl
- 1 Zwiebel
- 2 Möhren
- 1 Paprika
- Tomaten, gehackt (Dose)
- 2 Knoblauchzehen
- 100 g Vollkorn-Spaghetti
- 100 g Spaghetti
- 850 ml Wasser
- ½ TL Gemüsebrühe
- Salz, Italienische Kräuter

Zubereitung:

1. 600 ml Wasser in einem Topf zum Kochen bringen. Währenddessen das Öl in einer beschichteten Pfanne erhitzen.
2. Die Zwiebel schälen, klein hacken und anschwitzen.
3. Die Möhren schälen, klein würfeln und mit anbraten.
4. Die Nudeln ins kochende Wasser geben und 10 Minuten kochen.
5. Die Paprika waschen, klein würfeln und in die Pfanne geben.
6. Den Knoblauch schälen und in die Pfanne pressen.
7. 250 ml Wasser im Wasserkocher erhitzen und in die Pfanne geben. Die Gemüsebrühe auflösen.
8. Die Linsen und die gehackten Tomaten dazugeben und 20 Minuten bei mittlerer Hitze garen.
9. Mit dem Salz und den italienischen Kräutern abschmecken.
10. Die gekochten Nudeln abgießen und in der Pfanne mit der Bolognese vermischen. Sofort servieren.

Mini-Pizza für die Mikrowelle

Nährwerte pro Portion: 370,2 kcal, 38,5 g KH, 10,1 g EW, 19,2 g FE
Zubereitungszeit: 10 Minuten

Zutaten für 2 Portionen:

- 90 g Dinkelmehl
- 1 TL Backpulver
- 4 TL Olivenöl
- 100 ml Hafermilch
- 4 EL Tomatenmark
- 2 Scheiben vegetarische Salami
- 3 EL Käse, gerieben
- Salz, Oregano, Basilikum

Zubereitung:

1. Das Mehl mit dem Backpulver und einer Prise Salz vermischen.
2. Die Hafermilch und das Öl dazugeben. Alles vermischen und zu einem Teig kneten.
3. Den Teig in 2 gleich große Kugeln aufteilen. Die Teigkugeln ausrollen und auf 2 Tellern für die Mikrowelle drücken.
   Mit Tomatensoße und der vegetarischen Salami belegen.
4. Käse über die Pizzen streuen.
5. Bei 800 Watt 2 Minuten backen.
6. Etwas Oregano über die fertigen Pizzen zerreiben und sofort servieren.

Mediterrane Zucchini-Möhren-Avocado-Bowl (Low Carb)

Nährwerte pro Portion: 542,6 kcal, 37,9 g KH, 16 g EW, 31,8 g FE
Zubereitungszeit: 25 Minuten

Zutaten für 2 Portionen:

- 200 g Avocado
- 200 g Zucchini
- 200 g Möhren
- 1 Zwiebel
- 50 g schwarze Oliven ohne Kern
- 20 g getrocknete Tomaten
- 2 EL Rapsöl
- 2 Knoblauchzehen
- 10 Blätter Basilikum
- ½ Bund Petersilie
- Salz

Zubereitung:

1. Das Öl in einer beschichteten Pfanne erhitzen.
2. Die Zwiebel schälen, in Streifen schneiden und 5 Minuten anschwitzen.
3. Die getrockneten Tomaten klein schneiden und mit anschwitzen.
4. Zucchini und Möhren waschen, putzen und in Streifen schneiden. In die Pfanne geben
5. Das Fruchtfleisch der Avocado lösen, klein schneiden und mit anbraten.
6. Knoblauch schälen, klein hacken und dazugeben.
7. Die Oliven vierteln und untermischen.
8. Die Petersilie waschen, klein hacken und untermischen. Mit Salz abschmecken.
9. Das Gemüse auf 2 Tellern verteilen und mit dem Basilikum garnieren.
10. Pur oder mit Körnerbrot, Reis oder Dinkel servieren.

Nudelauflauf mit Kichererbsen und veganem Speck

Nährwerte pro Portion: 719,5 kcal, 83,2 g KH, 37,4 g EW, 23,6 g FE
Zubereitungszeit: 30 Minuten

Zutaten für 2 Portionen:

- 200 g Vollkorn-Nudeln
- 125 ml Sojacreme
- 1 rote Paprika
- 1 TL Gemüsebrühe
- ¼ Tube Tomatenmark
- 125 g Reibekäse
- 100 g Kichererbsen (Dose)
- 75 g veganer Speck
- 300 ml Wasser
- Salz

Zubereitung:

1. Die rohen Nudeln in eine Auflaufform für die Mikrowelle geben.
2. Die Sojacreme mit dem Wasser in einem Topf verrühren und kurz erhitzen.
3. Die Kichererbsen in einem Sieb abgießen, abwaschen und abtropfen lassen.
4. Das Tomatenmark und die Gemüsebrühe dazugeben und gut verrühren.
5. Die Kichererbsen dazugeben und vermischen.
6. Die Soße in die Auflaufform geben und mit den Nudeln vermischen. Bei 600 Watt 10 Minuten in der Mikrowelle garen.
7. Den veganen Speck unterrühren und den Käse auf dem Auflauf verteilen. Bei 600 Watt weitere 10 Minuten in der Mikrowelle garen.

Ofengemüse mit veganen Hackbällchen

Nährwerte pro Portion: 626 kcal, 50 g KH, 31,7 g EW, 29,2 g FE
Zubereitungszeit: 30 Minuten

Zutaten für 2 Portionen:

- 200 g veganes Hack
- 1 rote Paprika
- 1 Zucchini
- 1 Aubergine
- 1 Zwiebel
- 4 Kartoffeln
- 3 Knoblauchzehen
- 2 EL Rapsöl
- Salz, Pfeffer, Paprikapulver

Zubereitung:

1. Den Backofen auf 200 °C vorheizen.
2. Die Zwiebel schälen, halbieren und in Scheiben schneiden.
3. Die Paprika waschen und in ca. 3 cm große, rechteckige Stücke schneiden.
4. Die Aubergine waschen, in Scheiben schneiden und die Scheiben vierteln.
5. Die Zucchini waschen, in Scheiben schneiden und die Scheiben vierteln.
6. Die Kartoffeln schälen, abwaschen und in Scheiben schneiden. Die Scheiben vierteln.
7. Das Gemüse in eine große Schale geben und mit dem Rapsöl gut durchmischen. Anschließend auf dem Backblech verteilen.
8. Aus dem veganen Hack kleine Bällchen formen und zwischen dem Gemüse auf dem Backblech verteilen. 20 Minuten backen.
9. Währenddessen die Knoblauchzehen schälen und in dünne Stifte schneiden. 5 Minuten vor Ende der Backzeit auf dem Backblech verteilen.
10. Das Essen auf großen Tellern anrichten und mit Salz, Pfeffer und Paprikapulver würzen.

Okra-Gemüse-Dinkel-Pfanne

Nährwerte pro Portion: 490,3 kcal, 67,4 KH, 16,8 g EW, 13,2 g FE
Zubereitungszeit: 25 Minuten

Zutaten für 2 Portionen:

- 250 g Okraschoten
- 1 Zwiebel
- 2 Knoblauchzehen
- 300 g Cherry-Tomaten
- 1 Zucchini
- 1 Paprika, rot
- 2 EL Rapsöl
- 160 g Dinkel
- 300 ml Wasser
- Salz, Pfeffer, Paprikapulver

Zubereitung:

1. Den Dinkel mit dem Wasser in einem Topf zum Kochen bringen und 10 Minuten garen.
2. Währenddessen das Öl in einer beschichteten Pfanne erhitzen.
3. Die Zwiebel und den Knoblauch schälen, klein hacken und anschwitzen.
4. Die Okraschoten waschen, vierteln und dazugeben.
5. Die Zucchini und die Paprika waschen, klein würfeln und dazugeben.
6. 10 Minuten garen und dabei mehrmals das Gemüse wenden.
7. Die Cherry-Tomaten waschen, halbieren und mit in die Pfanne geben.
8. Mit Salz, Pfeffer und Paprikapulver abschmecken.
9. Den garen Dinkel abgießen und mit dem Pfannengemüse auf 2 Teller verteilen.
10. Sofort servieren.

Vollkorn-Pasta mit Basilikum-Pesto

Nährwerte pro Portion: 1489,9 kcal, 75,1 g KH, 58,4 g EW, 104,8 g FE
Zubereitungszeit: 25 Minuten

Zutaten für 2 Portionen:

- 200 g Vollkorn-Spaghetti
- 1 Bund Basilikum
- 3 Knoblauchzehen
- 50 g Pinienkerne
- 1 Zwiebel
- 4 EL Rapsöl
- 100 ml Olivenöl
- 200 g Parmesan
- 800 ml Wasser

Zubereitung:

1. Das Wasser in einem Topf zum Kochen bringen.
2. Die Vollkorn-Spaghetti 10 Minuten kochen.
3. Währenddessen das Rapsöl in einer beschichteten Pfanne erhitzen und die Pinienkerne darin rösten.
4. Den Knoblauch schälen und in einen Mixbehälter pressen. Mit dem Olivenöl und dem Basilikum pürieren.
5. 2 EL Parmesan beiseitelegen. Den Rest nach und nach dazugeben und mixen.
6. Die gerösteten Pinienkerne dazugeben und mixen.
7. Die Zwiebel schälen, klein hacken und mit dem Pesto vermixen.
8. Die garen Spaghetti abgießen und mit dem Pesto in einer Schüssel vermischen. Auf 2 Tellern verteilen und mit etwas Parmesan servieren.

Ratatouille (Französisch)

Nährwerte pro Portion: 335,6 kcal, 28,5 g KH, 9,7 g EW, 16,8 g FE
Zubereitungszeit: 30 Minuten

Zutaten für 2 Portionen:

- 3 Paprika, gemischt
- 1 Aubergine
- 1 Zwiebel
- 2 Knoblauchzehen
- 1 Zucchini
- 1 l Gemüsebrühe
- 5 Tomaten
- 3 EL Rapsöl
- Salz, Paprikapulver

Zubereitung:

1. Das Öl in einem großen Topf erhitzen.
2. Die Zwiebel schälen und klein hacken.
3. Die Paprika, Aubergine und Zucchini waschen, klein schneiden und anbraten.
4. Nach 5 Minuten mit der Gemüsebrühe ablöschen und bei mittlerer Hitze kochen.
5. Die Tomaten waschen, klein schneiden und dazugeben.
6. Den Knoblauch schälen und in das Ratatouille pressen. 20 Minuten kochen.
7. Mit Salz und Paprikapulver abschmecken.
8. Mit Knoblauchbaguette, Dinkel oder Nudeln servieren.

Reispfanne mit Zucchini, Oliven und Paprika

Nährwerte pro Portion: 240,1 kcal, 27,8 KH, 5,3 g EW, 11,1 g FE
Zubereitungszeit: 30 Minuten

Zutaten für 2 Portionen:

- 120 g Parboiled Reis
- 360 ml Wasser
- 100 g Zucchini
- 100 g Paprika, rot
- 10 Oliven, schwarz
- 0,5 Zwiebel
- 1 Knoblauchzehe
- 200 g Tomaten (gehackt, Dose)
- 2 EL Petersilie
- 2 EL Rapsöl
- Salz, Pfeffer, Paprikapulver, Chili

Zubereitung:

1. Den Reis mit dem Wasser in einem Topf zum Kochen bringen. 15 Minuten bei mittlerer Hitze garen.
2. Währenddessen das Öl in einer beschichteten Pfanne erhitzen.
3. Die Zwiebel schälen, klein hacken und anschwitzen.
4. Die Zucchini und den Paprika waschen, klein würfeln und anbraten.
5. Die Oliven halbieren und dazugeben.
6. Nach 10 Minuten die gehackten Tomaten dazugeben.
7. Den Knoblauch schälen, pressen und mit garen.
8. Den fertigen Reis mit dem Gemüse in der Pfanne vermischen. Mit Salz, Pfeffer, Paprikapulver und Chili abschmecken. Die Reispfanne auf 2 Tellern verteilen, mit Petersilie bestreuen und servieren.

Rösti mit Apfelmus

Nährwerte pro Portion: 616,9 kcal, 107,7 g KH, 6,3 g EW, 15,8 g FE
Zubereitungszeit: 30 Minuten

Zutaten für 2 Portionen:

Für die Rösti:

- 500 g Kartoffeln
- 3 EL Rapsöl
- Salz, Pfeffer

Für den Apfelmus:

- 500 g Äpfel
- 60 ml Apfelsaft
- 60 ml Zitronensaft
- 1 Vanilleschote
- 1 Zimtstange
- 3 EL Zucker

Zubereitung:

1. Die Äpfel waschen, schälen, entkernen und in kleine Würfel schneiden.
2. Die Apfelstückchen mit dem Apfelsaft, dem Zitronensaft, der Zimtstange, der Vanilleschote und dem Zucker in einem Topf zum Kochen bringen. 20 Minuten bei kleiner Hitze garen.
3. Die Kartoffeln schälen, waschen und reiben.
4. Die Kartoffelmasse mit Salz und Pfeffer würzen.
5. Währenddessen das Öl in einer großen beschichteten Pfanne erhitzen.
6. Löffelweise kleine Rösti in die Pfanne geben und 5 Minuten von beiden Seiten knusprig braten.
7. Einen Teller mit Küchenpapier auslegen.
8. Die fertigen Rösti auf dem Küchenpapier abtropfen lassen und auf 2 Tellern verteilen.
9. Die Zimtstange und die Vanilleschote aus dem fertigen Apfelmus entfernen.
10. Das Apfelmus fein pürieren und mit den Rösti servieren.

Schupfnudeln mit buntem Gemüse

Nährwerte pro Portion: 552,9 kcal, 89,1 g KH, 11,3 g EW, 13,9 g FE
Zubereitungszeit: 30 Minuten

Zutaten für 2 Portionen:

- 500 g Schupfnudeln
- 2 Möhren
- 1 Zucchini
- 1 Paprika
- 1 Zwiebel
- 1 Knoblauchzehe
- 2 EL Rapsöl
- Salz, Pfeffer
- 5 EL Wasser

Zubereitung:

1. 1 EL Öl in einer beschichteten Pfanne erhitzen.
2. Die Schupfnudeln knusprig anbraten.
3. Die Zwiebel und den Knoblauch schälen, klein hacken und in einer 2. Pfanne mit 1 EL Öl anbraten.
4. Die Möhren waschen, schälen und in Scheiben schneiden. Die Scheiben halbieren.
5. Die Zucchini waschen, in Scheiben schneiden und die Scheiben vierteln.
6. Die Paprika waschen, in ca. 1 cm große Stücke schneiden.
7. Das Gemüse zu der Zwiebel geben und mit dem Wasser dünsten. Mit Salz und Pfeffer abschmecken.
8. Die knusprigen Schupfnudeln mit dem Gemüse auf 2 Tellern anrichten und sofort servieren.

Schupfnudeln mit Pilz-Sojaschnetzel

Nährwerte pro Portion: 704,9 kcal, 59,6 g KH, 48,1 g EW, 24,5 g FE
Zubereitungszeit: 30 Minuten

Zutaten für 2 Portionen:

- 150 g Sojaschnetzel, grob
- 250 g Schupfnudeln
- 300 g Champignons
- 1 Zwiebel
- 200 ml Sojamilch
- 3 EL Rapsöl
- 1 EL Dinkelmehl
- 300 ml Gemüsebrühe

Zubereitung:

1. Die Sojaschnetzel in warmer Gemüsebrühe 10 Minuten quellen lassen.
2. Währenddessen 2 EL Öl in einer beschichteten Pfanne heiß werden lassen und die Schupfnudeln unter mehrmaligem Wenden 10 Minuten goldbraun anbraten.
3. Die Champignons putzen und in Scheiben schneiden.
4. Die Zwiebel schälen und klein hacken.
5. 1 EL Öl in einer 2. Pfanne heiß werden lassen. Die Zwiebel und die Champignons 5 Minuten braten.
6. Die Sojaschnetzel in einem Sieb abgießen, abwaschen und ausdrücken.
7. Die Sojaschnetzel zu den Pilzen geben und 5 Minuten braten.
8. Das Mehl dazu sieben und verrühren.
9. Die Sojacreme und die Sojamilch hinzugießen und gut verrühren. 10 Minuten köcheln lassen, bis die Soße cremig wird.
10. Die Schupfnudeln mit dem Sojageschnetzelten auf 2 Tellern anrichten. Dazu passt grüner Salat.

Schupfnudeln mit veganem Speck und Paprika

Nährwerte pro Portion: 553,9 kcal, 84,3 g KH, 16,1 g EW, 13,9 g FE
Zubereitungszeit: 20 Minuten

Zutaten für 2 Portionen:

- 500 g Schupfnudeln
- 100 g veganer Speck
- 1 Paprika
- 1 Zwiebel
- 1 Knoblauchzehe
- 2 EL Rapsöl
- 0,5 Bund frische Petersilie
- Salz, Pfeffer, Paprikapulver

Zubereitung:

1. Das Öl in einer beschichteten Pfanne erhitzen.
2. Den veganen Speck in kleine Würfel schneiden.
3. Die Zwiebel und den Knoblauch schälen, klein hacken und mit den veganen Speckwürfeln 5 Minuten anbraten.
4. Die Paprika waschen, klein würfeln und dazugeben.
5. Nach 5 Minuten die Schupfnudeln dazugeben und das Ganze 10 Minuten braten.
6. Mit Salz, Pfeffer und Paprikapulver abschmecken und auf 2 Tellern anrichten. Die Petersilie waschen, klein zupfen und über die Teller streuen.

Seitan-Hähnchen Tikka Masala

Nährwerte pro Portion: 646,3 kcal, 22,2 g KH, 48 g EW, 38,4 g FE
Zubereitungszeit: 30 Minuten

Zutaten für 2 Portionen:

- 300 g Seitan
- 4 Knoblauchzehen
- 2 EL Rapsöl
- 1,5 TL Garam Masala-Gewürz
- 0,5 Bund Koriander
- 0,5 Zwiebel
- 1 TL Chiliflocken
- 200 ml Kokosmilch
- 240 g Tomaten, gehackt (Dose)
- 2 EL Sojacreme
- Salz, Pfeffer

Zubereitung:

1. Das Öl in einer beschichteten Pfanne erhitzen.
2. Den Seitan in mundgerechte Stücke schneiden.
3. Die Zwiebel schälen, hacken und zusammen mit dem Seitan anbraten.
4. Den Knoblauch schälen und fein hacken.
5. Den Koriander waschen und fein hacken.
6. Den Knoblauch und den Koriander mit den Chiliflocken und dem Garam Masala Gewürz in die Pfanne geben und 5 Minuten scharf braten.
7. Mit der Kokosmilch und den gehackten Tomaten löschen und weitere 15 Minuten bei mittlerer Hitze garen.
8. Mit Salz und Pfeffer abschmecken. Das fertige Tikka Masala auf 2 Tellern verteilen und jeweils 1 EL Sojacreme in die Mitte setzen. Mit einer Gabel einen Kreis ziehen. Servieren. Dazu passt Knoblauch-Naan-Brot, Reis oder gekochter Dinkel.

Soba mit Gemüse und Algen

Nährwerte pro Portion: 530,1 kcal, 68,7 g KH, 19,9 g EW, 18,6 g FE
Zubereitungszeit: 25 Minuten

Zutaten für 2 Portionen:

- 140 g Soba / Buchweizen-Nudeln
- 1 Zwiebel
- 30 g Algen
- 100 g Tofu
- 1 Paprika
- 10 Tropfen Sesamöl
- 2 EL Sojasoße
- 2 Knoblauchzehen
- 500 ml Wasser
- 2 EL Rapsöl
- 1 EL Essig

Zubereitung:

1. Das Wasser in einem Topf zum Kochen bringen. Währenddessen die Algen in einer Schüssel mit Wasser einweichen.
2. Das Öl in einer beschichteten Pfanne erhitzen.
3. Die Zwiebel schälen, in Streifen schneiden und anschwitzen.
4. Den Tofu in Scheiben schneiden und mit anbraten.
5. Die Soba-Nudeln im heißen Wasser 5 Minuten garen.
6. Die Paprika waschen, klein schneiden und anbraten.
7. Den Knoblauch schälen und die Hälfte in die Pfanne pressen. Die andere Hälfte in eine kleinere Schüssel pressen.
8. Die Algen abspülen, klein schneiden und mit dem Knoblauch und dem Essig vermischen.
9. Das gebratene Gemüse in eine große Schüssel geben.
10. Die Soba-Nudeln abgießen und mit dem Gemüse vermischen.
11. Mit Sojasoße und Sesamöl abschmecken.
12. Auf 2 Tellern verteilen und den Algensalat in die Mitte setzen. Sofort servieren.

Süßsaure Seitan-Gemüse-Pfanne

Nährwerte pro Portion: 539,9 kcal, 79,3 KH, 40,9 g EW, 3,9 g FE
Zubereitungszeit: 30 Minuten

Zutaten für 2 Portionen:

- 120 g Parboiled Reis
- 200 g Seitan
- 100 g Möhren
- 100 g Mungobohnensprossen
- 1 Paprika
- 1 Zwiebel
- 2 EL Ketchup
- 1 EL Essig
- 3 EL Agavendicksaft
- 1 TL Speisestärke
- 2 EL Wasser
- Salz, Pfeffer
- 250 ml Wasser
- 3 EL Wasser mit Kohlensäure

Zubereitung:

1. 250 ml Wasser mit dem Reis in einem Topf zum Kochen bringen. Den Reis 15 Minuten bei mittlerer Hitze garen.
2. Währenddessen eine beschichtete Pfanne erhitzen.
3. Die Zwiebel schälen, fein hacken und mit 3 EL Wasser mit Kohlensäure anschwitzen.
4. Seitan in Streifen schneiden und dazugeben.
5. Die Möhren schälen, waschen, in längliche Scheiben schneiden und mit anbraten.
6. Die Paprika waschen, klein würfeln und ebenfalls mit anbraten.
7. Die Mungobohnensprossen waschen und dazugeben. 10 Minuten unter mehrmaligem Wenden anbraten.
8. Währenddessen 2 EL Wasser mit dem Essig und dem Agavendicksaft in einem kleinen Topf zum Kochen bringen.
9. Den Ketchup dazugeben und die Stärke einrühren, bis die Soße fester wird.
10. Den fertigen Reis in eine Tasse füllen und umgekehrt auf einen Teller stellen. Mit einem zweiten Teller wiederholen.
11. Das fertige Gemüse um den Reishügel drapieren.
12. Die süßsaure Soße über das Gemüse und den Reis geben. Sofort servieren.

Thai-Curry mit Kichererbsen und Kokosmilch

Nährwerte pro Portion: 662,4 kcal, 51,6 g KH, 15,1 g EW, 28,3 g FE
Zubereitungszeit: 30 Minuten

Zutaten für 2 Portionen:

- 200 g Kichererbsen (Dose)
- 1 Zwiebel
- 2 Paprika, rot
- 2 EL Thai-Basilikum
- 3 EL geröstete Erdnüsse
- 1 TL Thai-Curry-Paste, gelb
- 200 ml Kokosmilch light, 9 %
- 2 EL Rapsöl
- 1 Tasse / 120 g Reis
- 2 Tassen Wasser
- Salz, Pfeffer

Zubereitung:

1. Den Reis gründlich mehrmals unter lauwarmem Wasser abwaschen und mit 2 Tassen Wasser zum Kochen bringen. 15-20 Minuten bei mittlerer Hitze und mit leicht verschlossenem Deckel garen.
2. Währenddessen die Kichererbsen abgießen, abwaschen und abtropfen lassen.
3. Die Zwiebel schälen, halbieren und in Scheiben schneiden. Die Scheiben auseinandernehmen.
4. Öl und Thai-Curry-Paste in einer beschichteten Pfanne anbraten. Die Zwiebelstreifen dazugeben.
5. Die Paprika waschen, in daumengroße Stücke schneiden und in die Pfanne geben. 5 Minuten braten.
6. Die Kokosmilch zum Ablöschen in die Pfanne geben und mit dem Gemüse vermischen.
7. Die Kichererbsen dazugeben und 10 Minuten bei mittlerer Hitze schmoren.
8. Währenddessen das Basilikum und die Erdnüsse klein hacken.
9. Den Reis in zwei kleine Schale füllen. Die Schalen vorsichtig umgekehrt jeweils auf einen großen, flachen Teller stellen. Die Schalen vorsichtig entfernen.
10. Das fertige Curry um die kleinen Reis-Türme verteilen. Die Teller mit dem Basilikum und den Erdnuss-Stückchen dekorieren.

Tortilla mit Paprika und Zucchini

Nährwerte pro Portion: 366,7 kcal, 34,1 g KH, 17,1 g EW, 16,5 g FE
Zubereitungszeit: 30 Minuten

Zutaten für 2 Portionen:

- 200 g Kartoffeln
- 4 Eier
- 1 Paprika, rot
- 1 Zucchini
- 1 Zwiebel
- 1 EL Rapsöl
- 8 EL Hafermilch
- 150 g Naturjoghurt, 0,2 %
- 2 Knoblauchzehen
- Salz, Pfeffer

Zubereitung:

1. Den Backofen auf 180 °C Umluft vorheizen.
2. Die Kartoffeln schälen, abwaschen und klein raspeln.
3. Die Zwiebel schälen und klein hacken. In einer ofenfesten Pfanne mit dem Öl anbraten.
4. Die Paprika waschen, in kleine Stücke schneiden und zu den Zwiebeln geben.
5. Die Zucchini waschen, klein schneiden und mit der Paprika und den Zwiebeln 5 Minuten braten.
6. Die Eier mit der Hafermilch verrühren und die Masse mit dem Gemüse vermengen. Im Backofen 20 Minuten aufstocken lassen.
7. Währenddessen die Knoblauchzehen schälen, pressen und mit dem Naturjoghurt verrühren. Mit Salz und Pfeffer abschmecken.
8. Die Tortilla nach der Backzeit auf einen großen Teller stürzen und mit dem Knoblauch-Joghurt-Dip servieren.

Veganes Chili

Nährwerte pro Portion: 662 kcal, 60,4 g KH, 34,3 g EW, 24,2 g FE
Zubereitungszeit: 30 Minuten

Zutaten für 2 Portionen:

- 200 g veganes Hack
- 3 Paprika, gemischt
- 1 Dose Mais (285 g)
- 1 Dose Kidneybohnen (255 g)
- 1 Zwiebel
- 2 Knoblauchzehen
- 3 Tomaten
- 750 ml Gemüsebrühe
- 1 EL Rapsöl
- Chili, Salz, Paprika

Zubereitung:

1. Die Zwiebel und die Knoblauchzehen schälen und klein hacken.
2. Zusammen mit dem veganen Hack und dem Rapsöl in einer beschichteten Pfanne 5 Minuten anbraten.
3. Währenddessen die Paprika waschen, klein schneiden und dazugeben. 5 Minuten braten.
4. Tomaten waschen, klein schneiden und dazugeben.
5. Mit der Gemüsebrühe aufgießen.
6. Mais und Kidneybohnen dazugeben und 15 Minuten kochen.
7. Mit Chili, Salz und Paprikapulver abschmecken.
8. Mit frischem Baguette oder Reis servieren.

Vollkorn-Farfalle mit Spinatsoße

Nährwerte pro Portion: 537,2 kcal, 75,3 g KH, 20,3 g EW, 15,8 g FE
Zubereitungszeit: 25 Minuten

Zutaten für 2 Portionen:

- 200 g Vollkorn-Farfalle
- 250 g Spinat
- 1 Zwiebel
- 75 g Cherry-Tomaten
- 75 g Frischkäse natur, 0,2 %
- 2 EL Rapsöl
- Salz, Pfeffer
- 200 ml Wasser

Zubereitung:

1. Die Vollkorn-Farfalle 10 Minuten kochen.
2. Währenddessen Zwiebel schälen und klein hacken. In einer Pfanne mit 2 EL ÖL bei mittlerer Hitze anschwitzen. 5 Minuten.
3. Cherry-Tomaten waschen und vierteln.
4. Spinat waschen und klein schneiden.
5. 200 ml Wasser, Spinat und Cherry-Tomaten zu der Zwiebel geben. Bei großer Hitze 5 Minuten aufkochen.
6. Die Vollkorn-Farfalle abgießen.
7. Die Pfanne mit dem Gemüse vom Herd nehmen. Frischkäse unterrühren. Mit Salz und Pfeffer abschmecken.
8. Die Vollkorn-Farfalle mit dem Gemüse vermischen. Sofort servieren.

Vollkorn-Spaghetti mit Pilzen und Spinat

Nährwerte pro Portion: 402,1 kcal, 69,9 g KH, 16,4 g EW, 4,8 g FE
Zubereitungszeit: 30 Minuten

Zutaten für 2 Portionen:

- 200 g Vollkorn-Spaghetti
- 2 EL Olivenöl
- 0,5 Zwiebel
- 2 Knoblauchzehen
- 200 g Champignons
- 150 g Spinat
- 50 ml Gemüsebrühe
- 1 EL Sojasoße
- Ein paar Tropfen Sesamöl
- 1 l Wasser
- Salz, Pfeffer

Zubereitung:

1. Das Wasser in einem Topf zum Kochen bringen.
2. Die Vollkorn-Spaghetti 10 Minuten kochen.
3. Währenddessen die halbe Zwiebel schälen und klein hacken.
4. Die Pilze putzen und in Scheiben schneiden.
5. Das Öl in einer beschichteten Pfanne heiß werden lassen und die Pilze mit den Zwiebelstückchen schmoren.
6. Den Knoblauch schälen, klein hacken und mit in die Pfanne geben.
7. Die Gemüsebrühe zum Ablöschen hinzufügen.
8. Den Spinat waschen und in der Pfanne garen.
9. Die Vollkorn-Spaghetti abgießen und mit den Pilzen und dem Spinat in der Pfanne gut vermischen.
10. Mit Sojasoße, Sesamöl, Salz und Pfeffer abschmecken und sofort servieren.

Vollkorn-Spaghetti mit Räuchertofu-Bolognese

Nährwerte pro Portion: 590,6 kcal, 78,1 g KH, 27,4 g EW, 17,2 g FE
Zubereitungszeit: 30 Minuten

Zutaten für 2 Portionen:

- 2 Knoblauchzehen
- 1 Möhre
- 1 Zwiebel
- 1 EL Olivenöl
- 120 g Tofu, geräuchert
- 240 g Tomaten, gehackt (Dose)
- 1/2 Bund Petersilie
- 200 g Vollkorn-Spaghetti
- 2 EL Parmesan, 30 %
- 600 ml Wasser
- Salz

Zubereitung:

1. Das Wasser in einem großen Topf zum Kochen bringen.
2. Das Öl in einer beschichteten Pfanne erhitzen.
3. Knoblauch, Möhre und Zwiebel schälen, fein würfeln und anbraten.
4. Tofu zerbröseln und mit anbraten.
5. Tomaten hinzugeben. Mit Salz abschmecken und weitere 10 Minuten bei offenem Topf garen.
6. Die Vollkorn-Spaghetti 10 Minuten kochen.
7. Die Petersilie waschen, trocken tupfen und klein hacken.
8. Die Nudeln abgießen und in der Pfanne mit der Tofu-Bolognese und der Petersilie vermengen. Auf 2 Tellern verteilen und mit Parmesan bestreuen.

Vollkorn-Spaghetti mit vegetarischer Carbonara

Nährwerte pro Portion: 538,2 kcal, 71,1 g KH, 31,3 g EW, 11,8 g FE
Zubereitungszeit: 30 Minuten

Zutaten für 2 Portionen:

- 200 g Vollkorn-Spaghetti
- 200 g veganer Speck
- 1 Zwiebel
- 1 Knoblauchzehe
- 1 EL Rapsöl
- 200 ml Sojamilch
- 4 EL Parmesan
- Salz, Pfeffer

Zubereitung:

1. Die Vollkorn-Spaghetti 10 Minuten kochen.
2. Währenddessen die Zwiebel und die Knoblauchzehe schälen und klein schneiden.
3. Die Zwiebel, den Knoblauch und den veganen Speck 10 Minuten im Rapsöl anbraten.
4. Die Vollkorn-Spaghetti abgießen.
5. Die Sojamilch zu der Zwiebel und dem veganen Speck hinzugeben und verrühren.
   5 Minuten köcheln lassen und mit Salz und Pfeffer abschmecken.
6. Die Vollkorn-Spaghetti mit der fertigen Carbonara auf Tellern anrichten und mit Parmesan servieren.

Wiener Seitan-Schnitzel

Nährwerte pro Portion: 662,4 kcal, 70,2 g KH, 43,2 g EW, 22,5 g FE
Zubereitungszeit: 20 Minuten

Zutaten für 2 Portionen:

- 200 g Seitan
- 200 g Dinkelmehl
- 1 Zitrone
- 3 EL Rapsöl
- 1 Ei
- Salz, Paprikapulver

Zubereitung:

1. Seitan in Scheiben schneiden.
2. Das Ei verquirlen und mit Salz und Paprikapulver würzen.
3. Das Mehl auf einen flachen Teller geben.
4. Das Öl in einer beschichteten Pfanne erhitzen.
5. Die Seitan-Scheiben erst mit dem Ei bestreichen und dann von beiden Seiten im Mehl wälzen.
6. Die Seitan-Schnitzel 5 Minuten auf jeder Seite goldbraun braten.
7. Die Zitrone waschen und in 2 Hälften schneiden.
8. Die fertigen Schnitzel mit der Zitrone servieren. Dazu passen Kartoffeln oder Ofenpommes und Salat.

Zitronen-Tortelloni

Nährwerte pro Portion: 1093,4 kcal, 115,5 g KH, 28,7 g EW, 54,9 g FE
Zubereitungszeit: 20 Minuten

Zutaten für 2 Portionen:

- 250 g Käse-Spinat-Tortelloni
- 0,5 Bund Petersilie
- 50 g Pinienkerne
- 50 g Butter
- 2 Knoblauchzehen
- 1 Zwiebel
- 50 g Semmelbrösel
- 3 EL Olivenöl
- 0,5 Zitrone, Abrieb und Saft
- 1 TL Chili
- 750 ml Wasser
- Salz, Pfeffer

Zubereitung:

1. Wasser in einem Topf zum Kochen bringen. Die Tortelloni 10 Minuten garen.
2. Währenddessen die Butter in einer beschichteten Pfanne erhitzen.
3. Die Zwiebel schälen, klein hacken und anschwitzen.
4. Den Knoblauch schälen und dazu pressen.
5. Das Chili und die Semmelbrösel dazugeben und unter mehrmaligem Rühren braten.
6. Eine kleine beschichtete Pfanne erhitzen und die Pinienkerne rösten.
7. Die Tortelloni abgießen.
8. 75 ml des Wassers mit den Zwiebelstückchen, dem Knoblauch, dem Chili und der Hälfte der Semmelbrösel vermischen.
9. Die Zitrone waschen, raspeln und auspressen. Den Zitronenabrieb und den Saft unter die Soße mischen.
10. Die Tortelloni dazugeben und mit der Soße vermischen. Mit Salz und Pfeffer abschmecken.
11. Die Petersilie waschen, trocken schütteln und klein hacken.
12. Die Tortelloni auf 2 Tellern verteilen und mit der Petersilie und den restlichen Semmelbröseln bestreuen. Sofort servieren.

Zucchini-Reis mit roten Linsen

Nährwerte pro Portion: 383,6 kcal, 38,7 g KH, 17,9 g EW, 15,6 g FE
Zubereitungszeit: 20 Minuten

Zutaten für 2 Portionen:

- 2 mittelgroße Zucchini
- 15 g Petersilie
- 15 g Minze
- 200 g Tomaten
- 1 Gurke
- 100 g rote Linsen
- 2 EL Zitronensaft
- 1 EL Apfelessig
- 2 EL Olivenöl
- Salz, Pfeffer

Zubereitung:

1. Wasser mit den Linsen in einem großen Topf zum Kochen bringen und 10 Minuten kochen.
2. Die Zucchini waschen.
3. Mit einem Spiralschneider Spaghetti aus den Zucchini schneiden.
4. Die Zucchini-Spaghetti in ein Mixgerät geben und mehrmals kurz zerkleinern, bis die Nudeln eine Reisform annehmen.
5. Ein Küchentuch auf einen Teller legen. Den Zucchini-Reis auf das Küchentuch legen und mit einem zweiten Küchentuch abdecken. Den Zucchini-Reis vorsichtig mit dem Küchentuch abtupfen, bis er trocken ist.
6. Petersilie und Minze waschen und fein hacken.
7. Tomaten und Gurke waschen und in Würfel schneiden.
8. Die Linsen abgießen und mit dem Zucchini-Reis vermischen.
9. Zitronensaft, Apfelessig und Olivenöl verrühren und mit Salz und Pfeffer abschmecken.
10. Das Dressing mit dem Zucchini-Reis vermischen und mit Petersilie und Minze bestreuen. Sofort servieren.

Asiatischer Glasnudel-Salat (Lunch to go)

Nährwerte pro Portion: 736,3 kcal, 104,5 g KH, 10,3 g EW, 28,2 g FE
Zubereitungszeit: 30 Minuten

Zutaten für 2 Portionen:

- 200 g Glasnudeln
- 1 Paprika, rot
- 1 Zwiebel
- 2 Möhren
- 150 g Spinat
- 2 Knoblauchzehen
- 50 g Sesam
- 3 EL Sojasoße
- 10 Tropfen Sesamöl
- 2 EL Rapsöl
- Salz
- 750 ml Wasser

Zubereitung:

1. Das Wasser in einem Topf zum Kochen bringen.
2. Den Spinat waschen.
3. Die Zwiebel schälen und klein schneiden.
4. Die Paprika waschen und klein schneiden.
5. Die Möhren waschen, erst in Scheiben und anschließend in Streifen schneiden.
6. Die Glasnudeln und den Spinat 5 Minuten kochen.
7. Das Öl in einer beschichteten Pfanne erhitzen. Die Zwiebel glasig anbraten. Den Knoblauch schälen und in die Pfanne pressen. Nach 5 Minuten die Möhren, die Paprika und den Sesam dazugeben.
8. Die Glasnudeln und den Spinat abgießen und mit dem Gemüse in der Pfanne vermengen. Mit Sojasoße, Sesamöl und Salz abschmecken.

Auberginen-Tomaten-Käse-Sandwichtoast (Lunch to go)

Nährwerte pro Portion: 781,5 kcal, 75,3 g KH, 26,5 g EW, 37,1 g FE
Zubereitungszeit: 30 Minuten

Zutaten für 2 Portionen:

- 8 Vollkorntoast
- 1 Aubergine
- 2 Scheiben Käse light
- 1 Tomate
- 8 EL vegetarische Currypaste
- 10 TL Rapsöl
- 30 g Sesam

Zubereitung:

1. 2 TL Öl in einer beschichteten Pfanne erhitzen.
2. Die Aubergine waschen, halbieren und in Scheiben schneiden. Die Scheiben von beiden Seiten in der Pfanne anbraten.
3. 2 Scheiben Vollkorntoast mit jeweils 1 TL Rapsöl bestreichen und die bestrichene Seite auf den Sandwichmaker legen.
4. Die Innenseite jeweils mit 1 EL Currypaste bestreichen.
5. Die Tomate waschen und in Scheiben schneiden.
6. Die gebratenen Auberginenscheiben auf die Innenseite der Toastscheiben legen. Dann etwas Sesam über die Aubergine streuen und mit einer Tomatenscheibe und einer halben Scheibe Käse belegen.
7. 2 weitere Scheiben Vollkorntoast mit der Currypaste bestreichen und auf die belegte Scheibe legen.
8. Die obere Seite mit jeweils 1 TL Rapsöl bestreichen und den Sandwichmaker zudrücken. 5 Minuten garen.
9. Währenddessen die anderen Scheiben mit Öl bestreichen und 2 Innenseiten mit Currypaste bestreichen.
10. Die fertigen Sandwichtoasts herausnehmen und die nächsten Scheiben hineinlegen.
11. Schritt 5 bis 8 wiederholen.
12. In Servietten einwickeln und in einer Lunch Box mitnehmen.

Flammkuchen nach Elsässer Art (Lunch to go)

Nährwerte pro Portion: 986,4 kcal, 109,6 g KH, 34,9 g EW, 43,3 g FE
Zubereitungszeit: 30 Minuten

Zutaten für 2 Portionen:

- 300 g Dinkelmehl
- 160 ml Wasser
- 2 EL Rapsöl
- 1 TL Salz
- 200 g veganer Speck
- 2 Zwiebeln
- 1 Knoblauchzehe
- 200 g Crème fraîche
- Salz, Pfeffer

Zubereitung:

1. Backofen auf 230 °C Umluft vorheizen.
2. Mehl und Salz in einer großen Schüssel vermischen.
3. Wasser und Öl dazugeben und einen Teig kneten.
4. Die Zwiebeln schälen, halbieren und in Scheiben schneiden. Die Scheiben in Streifen auseinanderfallen lassen.
5. Den Teig in 2 gleich große Kugeln teilen und ausrollen.
6. Crème fraîche mit Salz und Pfeffer abschmecken. Die Knoblauchzehe schälen, hineinpressen und unterrühren.
7. Den Teigfladen mit dem Crème fraîche bestreichen und mit dem veganen Speck und den Zwiebelstreifen belegen.
8. Für 10 Minuten backen.

Frittata mit Mais und Paprika (Lunch to go)

Nährwerte pro Portion: 402 kcal, 22 g KH, 17,2 g EW, 23,6 g FE
Zubereitungszeit: 25 Minuten

Zutaten für 2 Portionen:

- 4 Eier
- 1 Paprika, rot
- 1 EL Koriander
- 0,5 Bund Petersilie
- 200 g Mais (Dose)
- 0,5 Zwiebel
- 1 EL Chilischote
- 1 Knoblauchzehe
- 1 EL Olivenöl
- Salz

Zubereitung:

1. Den Backofen auf 220 °C vorheizen.
2. Das Öl in einer ofenfesten Pfanne erhitzen.
3. Die Zwiebel schälen, mit der Chili fein hacken und anschwitzen.
4. Den Knoblauch schälen, in Stifte schneiden und dazugeben.
5. Die Paprika waschen, klein würfeln und mit anbraten.
6. Den Mais dazugeben und 5 Minuten anbraten.
7. Währenddessen die Eier in einer Schüssel verrühren und salzen. Anschließend den Koriander untermischen.
8. Die Petersilie waschen, trocken schütteln, fein hacken und 2 EL beiseitestellen. Den Rest mit der Ei-Masse vermischen.
9. Die Zwiebel und den Mais mit der Eimasse aufstocken. 10 Minuten bei mittlerer Hitze garen.
10. Die Pfanne für 5 Minuten in den vorgeheizten Backofen stellen.
11. Die Frittata in 2 gleich große Portionen teilen und mit der Petersilie bestreuen.
12. Zum Mitnehmen halbieren, in Streifen schneiden und in eine Lunchbox packen.

Hirse-Sojawürstchen-Bowl (Lunch to go)

Nährwerte pro Portion: 690,1 kcal, 65,8 KH, 30,9 g EW, 32,5 g FE
Zubereitungszeit: 30 Minuten

Zutaten für 2 Portionen:

- 150 g Hirse
- 150 g Soja-Bratwurst
- 100 g Wassermelone
- 0,5 TL Gemüsebrühe
- 2 EL Olivenöl
- 50 g Pinienkerne
- 1 EL Petersilie
- 1 EL Minze
- Salz, Pfeffer
- 300 ml Wasser

Zubereitung:

1. Das Wasser in einem Topf zum Kochen bringen. Die Gemüsebrühe auflösen.
2. Die Hirse mehrmals waschen und in den Topf geben. 5 Minuten kochen.
3. Währenddessen die Wassermelone klein würfeln und in eine Schüssel geben.
4. Das Öl in einer beschichteten Pfanne erhitzen und die Pinienkerne 5 Minuten rösten.
5. Die Sojawürstchen 10 Minuten von beiden Seiten anbraten.
6. Die Hirse vom Herd nehmen und 25 Minuten quellen lassen.
7. Währenddessen die Sojawürstchen in Scheiben schneiden und mit den Pinienkernen in die Schüssel geben.
8. Die fertige Hirse in die Schüssel geben und mit den Sojawürstchen, der Wassermelone und den Pinienkernen vermischen.
9. Die Petersilie und die Minze waschen, trocken schütteln, fein hacken und untermischen.
10. Mit Salz und Pfeffer abschmecken. Die fertige Bowl zum Mitnehmen in 2 Behälter füllen.

Kartoffelsalat mit Rucola und Cherry-Tomaten (Lunch to go)

Nährwerte pro Portion: 234 kcal, 44,9 g KH, 9 g EW, 0,7 g FE
Zubereitungszeit: 20 Minuten

Zutaten für 2 Portionen:

- 400 g Kartoffeln
- 150 g Cherry-Tomaten
- 50 g Rucola
- 3 Gewürzgurken
- 1 Zwiebel
- 150 g Naturjoghurt
- 6 EL Gurkenwasser
- Salz
- 750 ml Wasser

Zubereitung:

1. Das Wasser in einem Topf zum Kochen bringen.
2. Die Kartoffeln schälen, waschen, halbieren und in Scheiben schneiden.
3. Die Kartoffelscheiben 10 Minuten kochen.
4. Währenddessen den Rucola waschen und klein schneiden.
5. Die Zwiebel schälen und klein hacken.
6. Die Gewürzgurken in Streifen schneiden und dann die Streifen in sehr feine Stücke schneiden
7. Die Cherry-Tomaten waschen und halbieren.
8. In einer großen Schale den Joghurt mit dem Gurkenwasser, den Zwiebelstückchen und den Gewürzgurken verrühren. Mit Salz abschmecken.
9. Die garen Kartoffelscheiben abgießen und mit dem Dressing vermischen. Den Rucola unterheben.
10. Den Kartoffelsalat auf 2 Tellern verteilen und mit den Cherry-Tomaten garnieren. Alternativ: Pur oder mit veganem Schnitzel mitnehmen.

Kichererbsen-Bowl mit Möhren und Apfel (Lunch to go)

Nährwerte pro Portion: 328,1 kcal, 40,8 g KH, 12,4 g EW, 10 g FE
Zubereitungszeit: 30 Minuten

Zutaten für 2 Portionen:

- 2 Möhren
- 1 Apfel
- 250 g Kichererbsen aus der Dose
- 1 Bund Petersilie
- 100 g Rucola
- 1 EL Zitronensaft
- 1 Zwiebel
- 1 Knoblauchzehe
- 30 g Sesam
- Salz, Pfeffer

Zubereitung:

1. Den Sesam waschen, abtupfen und in einer beschichteten Pfanne ohne Öl rösten.
2. Die Kichererbsen in einem Sieb abwaschen und abtropfen lassen.
3. Die Möhren waschen, schälen und raspeln.
4. Den Apfel waschen, in kleine Würfel schneiden und mit den Möhren vermischen.
5. Die Zwiebel schälen, klein hacken und unterrühren.
6. Den Rucola waschen, klein schneiden und dazugeben.
7. Die Petersilie waschen, klein hacken und dazugeben.
8. Die Knoblauchzehe schälen, pressen und mit dem Zitronensaft verrühren. In die Bowl geben.
9. Die abgetropften Kichererbsen in die Bowl geben und alles gut durchmischen.
10. Die fertige Bowl mit dem gerösteten Sesam bestreuen.

Orientalischer Couscous-Salat (Lunch to go)

Nährwerte pro Portion: 330,3 kcal, 51,7 g KH, 10,6 g EW, 6,5 g FE
Zubereitungszeit: 25 Minuten

Zutaten für 2 Portionen:

- 100 g Couscous
- 150 g Zucchini
- 1 Paprika, rot
- 1 Aubergine
- 1 EL Rapsöl
- 1 Bund Petersilie
- 3 Knoblauchzehen
- 200 g Cherry-Tomaten
- 1 Bio-Zitrone
- Salz, Pfeffer
- 200 ml Wasser

Zubereitung:

1. Das Wasser zum Kochen bringen, den Couscous hineinrühren und 5 Minuten quellen lassen.
2. Zucchini, Paprika, Aubergine waschen und mit den Knoblauchzehen klein schneiden. 5 Minuten in Öl anbraten.
3. Petersilie waschen und klein hacken.
4. Die Cherry-Tomaten waschen und halbieren.
5. Den Couscous zum gebratenen Gemüse hinzugeben und zusammen mit der Petersilie und den halbierten Cherry-Tomaten vermischen.
6. Mit Salz, Pfeffer und geriebener Zitrone abschmecken und 1 Stunde durchziehen lassen. In eine Tupper-Box umfüllen und als Lunch mitnehmen.

Pfannkuchen mit veganem Speck (Lunch to go)

Nährwerte pro Portion: 580,8 kcal, 53,2 g KH, 22,4 g EW, 29,6 g FE
Zubereitungszeit: 30 Minuten

Zutaten für 2 Portionen:

- 125 g Dinkelmehl
- 0,5 TL Backpulver
- 250 ml Hafermilch
- 50 ml Wasser
- 2 Eier
- 4 EL Rapsöl
- 125 g veganer Speck
- 1 Zwiebel
- Salz, Pfeffer

Zubereitung:

1. Das Mehl mit dem Backpulver vermischen.
2. Die Hafermilch nach und nach dazugeben und mit einem Schneebesen verrühren.
3. Die Eier hineingeben und unterrühren.
4. Die Zwiebel schälen, fein hacken und mit dem veganen Speck unter den Teig mischen.
5. Mit Salz und Pfeffer würzen.
6. 1 EL Öl in einer beschichteten Pfanne erhitzen.
7. Eine Suppenkelle Teig in die Pfanne geben und von beiden Seiten backen.
8. 3-mal mit jeweils 1 EL Öl wiederholen.
9. Die fertigen Pfannkuchen auf einem Teller mit Küchenpapier abtropfen lassen und einrollen.
10. In eine Serviette wickeln und in einer Lunchbox oder in einem Gefrierbeutel mitnehmen.

Rote-Bete-Halloumi-Bowl (Lunch to go)

Nährwerte pro Portion: 557,6 kcal, 91 g KH, 49,5 g EW, 53,8 g FE
Zubereitungszeit: 15 Minuten

Zutaten für 2 Portionen:

- 1 Paprika, gelb
- 1 rote Zwiebel
- 250 g Rote Bete (vakuumiert)
- 425 g Kichererbsen (Dose)
- 100 g Halloumi
- 2 EL Rapsöl

Zubereitung:

1. Die Zwiebel schälen und in Spalten schneiden. Rote Bete in Spalten schneiden. Paprika waschen und in Spalten schneiden.
2. Kichererbsen in einem Sieb abgießen und abwaschen.
3. Das Öl in einer beschichteten Pfanne erhitzen.
4. Halloumi in ca. 0,5 cm dicke Scheiben schneiden und in der Pfanne goldbraun anbraten.
5. Küchenpapier auf einen Teller legen und die fertigen Halloumi abtropfen lassen.
6. Die Zwiebel mit Roter Bete, Paprika und Kichererbsen in die Pfanne geben und 5 Minuten garen. Mit Salz und Pfeffer abschmecken.

Seitan-Sprossen-Burger (Lunch to go)

Nährwerte pro Portion: 445,9 kcal, 35,9 g KH, 19 g EW, 23 g FE
Zubereitungszeit: 20 min

Zutaten für 2 Portionen:

- 2 Seitan Burger Patties
- 2 Mehrkorn-Brötchen
- 2 Salatblätter
- 30 g Alfalfa Sprossen
- 30 g Kresse
- 30 g Koriander
- 2 EL Linsen-Curry-Aufstrich
- ¼ Zwiebel
- ¼ Aubergine
- 1 EL Rapsöl
- Salz

Zubereitung:

1. Das Öl in einer beschichteten Pfanne erhitzen.
2. Die Zwiebel schälen, halbieren und in Scheiben schneiden. Die Scheiben zu Streifen auseinanderfallen lassen und glasig anbraten.
3. Die Aubergine waschen, in Scheiben schneiden und salzen. Mit anbraten.
4. Die Mehrkorn-Brötchen in 2 Hälften schneiden und jede Hälfte kurz auf einem Toaster rösten.
5. Küchenpapier auf einen Teller legen. Die garen Auberginenscheiben auf dem Küchenpapier abtropfen lassen.
6. Die Seitan Burger Patties in die Pfanne geben und 5 Minuten von jeder Seite anbraten.
7. Die Salatblätter, die Alfalfa Sprossen und den Koriander waschen und trocken tupfen.
8. Die Mehrkorn-Brötchen mit dem Linsen-Curry-Aufstrich bestreichen und mit 1 Scheibe Aubergine und Zwiebeln belegen.
9. Dann mit dem Seitan Burger Patty, den Alfalfa Sprossen, der Kresse und dem Koriander belegen.
10. Das Rest-Öl aus der Pfanne über die Burger träufeln. Zuletzt mit dem Salatblatt und der oberen Brötchenhälfte belegen.

Tacos mit Guacamole (Lunch to go)

Nährwerte pro Portion: 549,7 kcal, 43 g KH, 9 g EW, 35,7 g FE
Zubereitungszeit: 30 Minuten

Zutaten für 2 Portionen:

Für die Tacos:

- 30 g Maismehl
- 30 g Dinkelmehl
- 2,5 EL Olivenöl
- 30 ml Wasser

Für die Füllung:

- 75 g Kidneybohnen (Dose)
- 50 g Mais
- 1 Zwiebel
- 1 Avocado
- 1 Knoblauchzehe
- 1 Tomate
- 1 Jalapeño
- Salz, Pfeffer

Zubereitung:

1. Eine große beschichtete Pfanne erhitzen.
2. Das Maismehl mit dem Dinkelmehl vermischen.
3. Das Wasser und 0,5 EL Öl dazugeben und zu einem Teig verkneten.
4. Den Teig halbieren und jeweils zu einem pfannengroßen Fladen ausrollen.
5. Die Teigfladen nur 1 Minute auf jeder Seite in der Pfanne backen.
6. Dann in eine Tacopresse geben oder vorsichtig in der Mitte knicken. Auskühlen lassen.
7. 2 EL Olivenöl in einer beschichteten Pfanne erhitzen.
8. Die Zwiebel und den Knoblauch schälen, klein hacken und die Hälfte anschwitzen.
9. Die Kidneybohnen und den Mais in einem Sieb abgießen, waschen und abtropfen lassen. In der Pfanne anschwitzen.

Für die Guacamole

10. Die Avocado aufschneiden, entkernen und das Fruchtfleisch in eine Schüssel geben.
11. Die restlichen Zwiebelstückchen und den restlichen Knoblauch dazugeben.
12. Die Jalapeño klein hacken und dazugeben.
13. Die Tomate waschen, fein würfeln und dazugeben.
14. Alle Zutaten gut verrühren und mit Salz und Pfeffer abschmecken.
15. Die Tacos mit den Kidneybohnen und dem Mais füllen.
16. Die Guacamole auf den Tacos verteilen. Sofort servieren.

Zitronenkartoffeln (Lunch to go)

Nährwerte pro Portion: 252 kcal, 32,8 g KH, 5 g EW, 14,5 g FE
Zubereitungszeit: 30 Minuten

Zutaten für 2 Portionen:

- 300 g Kartoffeln
- 1 Zitrone, unbehandelt, Abrieb und Saft
- 2 EL Olivenöl
- 1 Paprika gelb
- 1 Zwiebel, rot
- ½ Bund Petersilie
- Salz

Zubereitung:

1. Backofen auf 200 °C vorheizen.
2. Die Kartoffeln waschen, schälen und in Wedge-Stücke schneiden. Leicht salzen.
3. Die Zitrone waschen. Eine Hälfte fein raspeln. Den Rest der Zitrone auspressen.
4. Die Paprika waschen und klein würfeln.
5. Die Zwiebel schälen und fein würfeln.
6. Die Kartoffeln mit der Paprika und der Zwiebel in eine Auflaufform geben und mit dem Zitronenabrieb, dem Zitronensaft und dem Olivenöl vermischen. 20 Minuten garen.
7. Währenddessen die Petersilie waschen, trocken tupfen und klein hacken.
8. Die fertigen Zitronenkartoffeln mit der Petersilie garnieren und sofort servieren. Dazu passt z. B. der Wassermelonen-Feta-Salat.

Zucchini-Möhren-Kartoffel-Puffer (Lunch to go)

Nährwerte pro Portion / 3 Stück: 450,8 kcal, 61,5 g KH, 15,9 g EW, 14,5 g FE
Zubereitungszeit: 30 Minuten

Zutaten für 2 Portionen:

- 200 g Kartoffeln
- 100 g Zucchini
- 100 g Möhren
- 1 Zwiebel
- 1 Ei
- 2 EL Rapsöl
- 100 g Dinkelmehl
- 1 Becher Naturjoghurt, 0,2 %
- 1 Knoblauchzehe
- Salz, Pfeffer

Zubereitung:

1. Die Kartoffeln schälen, waschen und raspeln.
2. Die Zucchini waschen und raspeln.
3. Die Möhren waschen, putzen und raspeln.
4. Die Zwiebel schälen, fein hacken und mit dem geraspelten Gemüse vermischen.
5. Das Ei dazugeben und zu einem Teig verkneten.
6. 6 gleich große Bratlinge formen.
7. Das Öl in einer beschichteten Pfanne erhitzen.
8. Das Mehl auf einen flachen Teller geben. Die Bratlinge von beiden Seiten im Mehl wälzen und von beiden Seiten goldbraun braten.
9. Währenddessen den Knoblauch schälen, in den Joghurt pressen und verrühren. Mit Salz und Pfeffer abschmecken.
10. Die fertigen Bratlinge kurz auf einen Teller mit Küchenpapier legen, um das Fett abtropfen zu lassen. Dann die Bratlinge auf 2 Tellern mit dem Dip anrichten.

Veganer Jackfruit-Burger (Lunch to go)

Nährwerte pro Portion: 284,1 kcal, 21 g KH, 8 g EW, 16,3 g FE
Zubereitungszeit: 30 min

Zutaten für 2 Portionen:

- 1 Packung Jackfruit
- 2 Burger Brötchen
- 1 Zwiebel
- ½ Aubergine
- 1 Tomate
- 2 Salatblätter
- 3 EL Rapsöl
- 6 EL Naturjoghurt
- 1 EL Zitronensaft
- 1 Knoblauchzehe
- Salz, Pfeffer, Paprikapulver

Zubereitung:

1. 2 EL Öl in einer beschichteten Pfanne erhitzen.
2. Die Zwiebel schälen, halbieren und in Scheiben schneiden. Die Scheiben zu Streifen auseinanderfallen lassen und glasig anbraten.
3. Die Aubergine waschen und in Scheiben schneiden. Mit anbraten.
4. Die Jackfruit abwaschen, trocken tupfen und auseinanderpflücken. Mit 1 EL Öl, Salz und Paprikapulver vermengen und die Marinade 5 Minuten einwirken lassen.
5. Die Burger Brötchen in 2 Hälften schneiden und jede Hälfte kurz auf einem Toaster rösten.
6. Küchenpapier auf einen Teller legen. Die garen Auberginenscheiben auf dem Küchenpapier abtropfen lassen.
7. Die Jackfruit in die Pfanne geben und 5 Minuten anbraten.
8. Die Salatblätter und die Tomate waschen. Die Salatblätter trocken tupfen. Die Tomate in dünne Scheiben schneiden.
9. Den Joghurt mit dem Zitronensaft verrühren. Den Knoblauch schälen und in den Joghurt pressen.
10. Die Burgerhälften mit dem Knoblauchjoghurt bestreichen und mit 1 Auberginenscheibe belegen. Den Joghurt auf der Auberginenscheibe großzügiger verteilen. Dann mit der Jackfruit, den Zwiebeln, den Tomatenscheiben, dem Salatblatt und wieder einer Auberginenscheibe belegen.

Snacks und Dips

Vegetarische Snacks und Dips sind Erzeugnisse von höchster Kreativität, voller Frische und natürlichem Aroma! Aufgrund der eigenen und vegetarischen Zubereitung unterscheiden sich die Snacks von den Fertig-Snacks in den Supermärkten, die häufig einen hohen Zuckergehalt aufweisen oder wegen anderer Inhaltsstoffe nicht förderlich für die Gesundheit sind. Im Gegensatz zu den erhältlichen Fertig-Dips werden die in diesem Buch vorgestellten vegetarischen Dips mit frischen natürlichen Zutaten und ohne Aromastoffe oder andere künstliche Zusätze zubereitet.

Die Snacks und Dips dieses Kapitels lassen sich als Vorspeisen, Beigaben zu Hauptspeisen, Nachspeisen oder als separate Nascherei an einem entspannten Abend verwenden. Am Anfang des Kapitels finden Sie sogar einige Aufstriche, die sich exzellent mit den selbstgemachten Brötchen aus dem ersten Kapitel kombinieren lassen.

Apfelbutter

Nährwerte pro Portion: 191,6 kcal, 20,9 g KH, 2,9 g EW, 9,9 g FE
Zubereitungszeit: 20 Minuten

Zutaten für 2 Portionen:

- 250 g Äpfel
- 30 g Aprikosen, getrocknet
- 1 EL Mandeln
- 1 EL Pekannüsse
- 3 EL Zitronensaft
- 1 EL Wasser

Zubereitung:

1. Die Äpfel waschen, entkernen und klein schneiden.
2. Mit Wasser und Zitronensaft in einem kleinen Topf zum Kochen bringen.
3. Bei mittlerer Hitze 10 Minuten garen.
4. Währenddessen die Mandeln, Pekannüsse und Aprikosen klein hacken.
5. Die gare Apfelmasse fein pürieren.
6. Die Apfelbutter mit den gehackten Mandeln, Pekannüssen und Aprikosen vermischen. Die fertige Apfelbutter in ein Einmachglas füllen.

Gebratene Aubergine mit Knoblauch-Dip

Nährwerte pro Portion: 314,5 kcal, 11,6 g KH, 15 g EW, 21,7 g FE
Zubereitungszeit: 20 Minuten

Zutaten für 2 Portionen:

- 1 Aubergine
- 2 Knoblauchzehen
- 100 g Feta light
- 100 g Naturjoghurt
- 1 EL Olivenöl
- 2 EL Rapsöl
- ½ Bund Petersilie
- ½ Zitrone, Saft
- Salz, Pfeffer

Zubereitung:

1. Die Aubergine waschen und in 1 cm dicke Scheiben schneiden. Die Scheiben von beiden Seiten salzen und auf einem Teller 10 Minuten schwitzen lassen.
2. Währenddessen den Feta zerbröseln und mit dem Naturjoghurt und dem Olivenöl verrühren.
3. Den Knoblauch schälen und in den Dip pressen.
4. Die Zitrone waschen und auspressen.
5. Den Dip mit 1 EL Zitronensaft, Salz und Pfeffer abschmecken.
6. 2 EL Rapsöl in einer beschichteten Pfanne erhitzen.
7. Die Auberginenscheiben mit Küchenpapier abtupfen und 5 Minuten anbraten.
8. Die Petersilie waschen, trocken tupfen und mit anbraten.
9. Die fertigen Auberginenscheiben auf 2 Tellern verteilen und mit Petersilie garnieren.
10. 3 EL des Dips auf den Teller setzen und servieren.

Avocado-Linsen-Püree

Nährwerte pro Portion: 538,6 kcal, 65,5 g KH, 20,7 g EW, 18,5 g FE
Zubereitungszeit: 20 Minuten

Zutaten für 2 Portionen:

- 1 Avocado
- 1 Zwiebel
- 120 g rote Linsen
- 200 g Kartoffeln
- 1 TL Kokosöl
- ½ TL Gemüsebrühe
- 50 ml Hafermilch
- 0,5 EL Zitronensaft
- 50 ml Wasser für Gemüsebrühe
- 1 l Wasser
- Salz, Pfeffer, Muskatnuss

Zubereitung:

1. Das Wasser zum Kochen bringen.
2. Die Linsen waschen und abtropfen lassen.
3. Währenddessen die Kartoffeln schälen, in Scheiben schneiden und die Scheiben vierteln.
4. Zusammen mit den Linsen ins kochende Wasser geben. 10 Minuten kochen.
5. Währenddessen das Öl in einer beschichteten Pfanne erhitzen.
6. Die Zwiebel schälen, klein hacken und anschwitzen.
7. Das Fruchtfleisch der Avocado lösen, klein würfeln und mit anbraten.
8. Nach 5 Minuten mit der Gemüsebrühe ablöschen und in einem Mixbehälter pürieren.
9. Die Kartoffeln und die Linsen dazugeben und pürieren.
10. Mit Hafermilch und Zitronensaft verrühren. Mit Salz, Pfeffer und Muskatnuss abschmecken.

Bananen-Hafer-Kick

Nährwerte pro Portion: 441,3 kcal, 66,4 g KH, 12,8 g EW, 12,1 g FE
Zubereitungszeit: 25 Minuten

Zutaten für 2 Portionen:

- 2 Bananen
- 120 g Haferflocken
- 2 EL Sesam

Zubereitung:

1. Den Backofen auf 200 °C vorheizen.
2. Die Bananen schälen und mit einer Gabel zerdrücken.
3. Zusammen mit den Haferflocken zu einem Teig verkneten.
4. Keks-Taler formen, ca. 3 cm Durchmesser.
5. Die Keks-Taler in Sesam wälzen.
6. 20 Minuten backen und anschließend sofort servieren oder zum Mitnehmen in Folie packen.

Bohnen-Limetten-Dip

Nährwerte pro Portion: 204,4 kcal, 8,9 g KH, 6 g EW, 15 g FE
Zubereitungszeit: 10 Minuten

Zutaten für 2 Portionen:

- 200 g dicke Bohnen (Dose)
- 1 Knoblauchzehe
- 1 Limette, Saft und Abrieb
- 2 EL Thymian
- ½ TL Salz
- 2 EL Olivenöl

Zubereitung:

1. Die Bohnen in ein Sieb gießen, gut abwaschen und abtropfen lassen.
2. Den Knoblauch schälen und in einen Mixbehälter pressen.
3. Die Limette waschen, abtrocknen und raspeln.
4. Die Limette auspressen.
5. Die Hälfte des Limettensaftes mit dem Öl verrühren.
6. Bohnen und den übrigen Limettensaft in den Mixbehälter geben und mit dem Knoblauch und dem Thymian pürieren.
7. Den Dip in eine Schale füllen und mit Salz abschmecken.
8. Das Limettenöl in die Mitte geben und mit der Gabel Kreise ziehen. Den Dip mit dem Limettenabrieb garnieren. Dazu passt Weißbrot.

Brokkoli-Creme

Nährwerte pro Portion / EL: 41,4 kcal, 1,8 g KH, 1,1 g EW, 3,2 g FE
Zubereitungszeit: 20 Minuten

Zutaten für 2 Portionen:

- 125 g Brokkoli
- 1½ EL Rapsöl
- 50 g Cashewkerne
- 15 g Petersilie
- ¼ Bund Schnittlauch
- 1 EL Zitronensaft
- Salz, Pfeffer
- 500 ml Wasser

Zubereitung:

1. Brokkoli waschen, putzen und die Röschen vom Strunk trennen. Röschen und Strunk klein schneiden und ins kochende Wasser geben. 5 Minuten kochen.
2. Währenddessen das Öl in einer Pfanne erhitzen.
3. Die Cashewnüsse klein mörsern und dazugeben.
4. Den Brokkoli abgießen, abschrecken und in einen Mixbehälter geben.
5. Die Cashewstückchen mit dem Öl dazugeben und pürieren.
6. Die Petersilie und den Schnittlauch waschen, trocken tupfen und klein hacken. Dazugeben und pürieren.
7. Die Brokkoli-Creme mit Salz, Pfeffer und dem Zitronensaft abschmecken und in ein Einmachglas füllen.
8. Im Kühlschrank aufbewahren und innerhalb von 10 Tagen verbrauchen.

Erbsen-Hummus (proteinreich)

Nährwerte pro Portion: 144,5 kcal, 11,8 g KH, 5,9 g EW, 7,3 g FE
Zubereitungszeit: 15 Minuten

Zutaten für 2 Portionen:

- 150 g Erbsen, TK
- 1 Knoblauchzehe
- 5 g Petersilie
- 5 g Minze
- 1 EL Olivenöl
- 15 ml Zitronensaft
- 1 EL Wasser
- 300 ml Wasser
- Salz

Zubereitung:

1. Das Wasser in einem Topf zum Kochen bringen.
2. Die Erbsen kurz (2-3 Minuten) blanchieren.
3. Knoblauch schälen und in einen Mixbehälter pressen.
4. Petersilie und Minze waschen, trocken tupfen und im Mixbehälter mit dem Knoblauch, dem Olivenöl und dem Zitronensaft vermixen.
5. Die Erbsen dazugeben und zu einer Paste pürieren.
6. Mit Salz abschmecken und zu Fladenbrot oder frischem Gemüse servieren.

Blitz-Erdbeer-Marmelade ohne Gelierzucker

Nährwerte pro Portion / TL: 2,4 kcal, 0,4 g KH, 0,1 g EW, 0 g FE
Zubereitungszeit: 15 Minuten

Zutaten für 1 Glas:

- 500 g Erdbeeren
- 1 TL Agar Agar

Zubereitung:

1. Erdbeeren waschen und klein schneiden.
2. In einem Topf mit dem Agar Agar 10 Minuten kochen.
3. In ein Marmeladeglas füllen und umgekehrt stehen lassen.

Fenchel, karamellisiert mit Feta

Nährwerte pro Portion: 333,9 kcal, 19,1 g KH, 17,9 g EW, 18,9 g FE
Zubereitungszeit: 20 Minuten

Zutaten für 2 Portionen:

- 1 Fenchel
- 1 EL Rapsöl
- 1 EL Ahornsirup
- 50 g Fetakäse light, 9 %
- 50 g Pinienkerne
- 1 Scheibe Pumpernickel

Zubereitung:

1. Das Öl in einer beschichteten Pfanne erhitzen.
2. Fenchel waschen, in dünne Streifen schneiden und 5 Minuten anbraten.
3. Den Fenchel mit dem Ahornsirup karamellisieren lassen.
4. Die Pinienkerne in die Pfanne geben und 5 Minuten rösten.
5. Den Fenchel mit den Pinienkernen auf 2 Tellern verteilen.
6. Den Pumpernickel über dem Fenchel zerbröseln. Den Fetakäse über den Tellern zerbröseln. Als Vorspeise servieren.

Feta-Dattel-Dip

Nährwerte pro Portion: 161,4 kcal, 17,3 g KH, 11,6 g EW, 4,6 g FE
Zubereitungszeit: 20 Minuten

Zutaten für 2 Portionen:

- 100 g Fett Light, 9 %
- 75 g Naturjoghurt, 0,2 %
- 6 getrocknete Datteln
- 1 Knoblauchzehe
- Salz, Pfeffer

Zubereitung:

1. Den Fetakäse in einem Mixbehälter zerbröseln.
2. Die Datteln zunächst in Streifen und dann in sehr feine Stücke schneiden.
3. Den Joghurt in den Mixbehälter geben.
4. Den Knoblauch schälen, in den Mixbehälter pressen und mit dem Feta und dem Joghurt pürieren.
5. 1 TL Dattelstückchen beiseitelegen. Den Rest in den Mixbehälter geben und noch mal gut pürieren.
6. Die Feta-Dattel-Creme mit Salz und Pfeffer abschmecken und in eine Schale füllen. Mit dem TL Dattelstückchen garnieren.

Grünkohl-Chips

Nährwerte pro Portion: 439,7 kcal, 11,4 g KH, 14 g EW, 35 g FE
Zubereitungszeit: 30 Minuten

Zutaten für 2 Portionen:

- 500 g Grünkohl
- 2 EL Erdnussbutter
- 3 Knoblauchzehen
- 4 EL raffiniertes Olivenöl
- Salz, Paprikapulver, Chili

Zubereitung:

1. Den Backofen auf 140 °C vorheizen.
2. Den Grünkohl waschen und die Blätter vom Strunk befreien.
3. Die Erdnussbutter mit dem Olivenöl zu einer Paste vermischen.
4. Den Knoblauch schälen und in die Paste pressen.
5. Mit Salz, Paprikapulver und Chili abschmecken.
6. Den Grünkohl mit der Paste marinieren und auf einem Backblech verteilen. 20 Minuten im Backofen knusprig werden lassen.

Hummus

Nährwerte pro Portion: 515,4 kcal, 23,3 g KH, 22,5 g EW, 35,4 g FE
Zubereitungszeit: 10 Minuten

Zutaten für 2 Portionen:

- 250 g Kichererbsen
- 150 ml Wasser
- 2 Knoblauchzehen
- 1 Zitrone, Saft
- ½ TL Salz
- 120 g Tahini

Zubereitung:

1. Die Kichererbsen in ein Sieb gießen, abwaschen und abtropfen lassen.
2. Die Zitrone waschen und auspressen.
3. Den Knoblauch schälen und in einen Mixbehälter pressen. Zusammen mit dem Zitronensaft und Salz mixen.
4. Tahini und das Wasser dazugeben und pürieren.
5. 5 Kichererbsen beiseitelegen. Die restlichen Kichererbsen in den Mixbehälter geben und 5 Minuten pürieren.
6. Mit Salz und Zitronensaft abschmecken und in ein Schälchen füllen. Mit den 5 Kichererbsen dekorieren und servieren.

Kokosmilchreis mit Pistazien und Himbeersoße

Nährwerte pro Portion: 618,3 kcal, 77,1 g KH, 9 g EW, 28,3 g FE
Zubereitungszeit: 30 Minuten

Zutaten für 2 Portionen:

- 100 g Milchreis
- 200 ml Kokosmilch
- 0,5 Päckchen Vanillezucker
- 100 ml Wasser
- 15 g Pistazien

Für die Himbeersoße:

- 200 g Himbeeren
- 2,5 EL Wasser
- 2,5 EL Zucker
- 1 TL Zitronensaft
- 0,5 Päckchen Vanillezucker

Zubereitung:

1. Den Milchreis mit dem Vanillezucker vermischen.
2. Mit der Kokosmilch und dem Wasser in einem Topf zum Kochen bringen und bei mittlerer Hitze 20 Minuten garen.
3. Währenddessen die Himbeeren waschen und in einem Topf mit Wasser, Zucker, Zitronensaft und Vanillezucker vermischen und aufkochen. 5 Minuten garen.
4. Die Himbeermasse in eine Schale sieben.
5. Den fertigen Milchreis auf 2 Tellern verteilen und mit der Himbeersoße verzieren.
6. Die Pistazien mörsern und darüberstreuen. Warm servieren.

Lady-Okra-Fingers mit Tomaten

Nährwerte pro Portion: 130,2 kcal, 12 KH, 4,6 g EW, 5,6 g FE
Zubereitungszeit: 25 Minuten

Zutaten für 2 Portionen:

- 250 g Okraschoten
- 0,5 Zwiebel
- 1 Knoblauchzehe
- 250 g Tomaten (gehackt, Dose)
- 1 TL Zucker
- 1 EL Rapsöl
- Salz, Pfeffer, Paprikapulver, Chili

Zubereitung:

1. Das Öl in einer beschichteten Pfanne erhitzen.
2. Die Zwiebel und den Knoblauch schälen, fein hacken und anschwitzen.
3. Die Okraschoten waschen und dazugeben. 5 Minuten anbraten.
4. Die gehackten Tomaten dazugeben und mit Zucker, Salz, Pfeffer, Paprikapulver und Chili abschmecken. 10 Minuten garen.
5. Die fertigen Okraschoten in 2 Schälchen anrichten, sodass sie wie herausragende Finger aussehen.
6. Mit den Tomaten auffüllen und servieren.

Leberwurst, vegan

Nährwerte pro Portion (1/6 der Gesamtmenge): 181,6 kcal, 12,7 g KH, 8,6 g EW, 9,8 g FE
Zubereitungszeit: 20 Minuten

Zutaten für 2 Portionen:

- 150 g Räuchertofu
- 125 g Kichererbsen (Dose)
- 125 g Kidneybohnen (Dose)
- 0,5 Zwiebel
- 50 g Röstzwiebeln
- 2 EL Majoran
- 3 EL Rapsöl
- 0,5 Bund Schnittlauch
- Salz, Pfeffer

Zubereitung:

1. 1 EL Öl in einer beschichteten Pfanne erhitzen.
2. Die Zwiebel schälen, fein hacken und mit dem Majoran 5 Minuten anschwitzen.
3. Währenddessen die Kidneybohnen und die Kichererbsen abgießen, abwaschen und abtropfen lassen.
4. Den Tofu klein schneiden und in einen Mixbehälter geben.
5. Die Kidneybohnen mit den Kichererbsen und 2 EL Öl in den Mixbehälter geben und fein pürieren.
6. Die fertige Masse mit den Zwiebeln aus der Pfanne vermengen.
7. Den Schnittlauch waschen, trocken schütteln, fein hacken und untermischen.
8. Die Röstzwiebeln mörsern und mit der Leberwurst vermengen. Mit Salz und Pfeffer abschmecken. In einem Einmachglas hält sich die vegane Leberwurst gekühlt ca. 1 Woche.

Möhren-Feigen-Aufstrich

Nährwerte pro Portion / EL: 10,4 kcal, 2,1 g KH, 0,2 g EW, 0 g FE
Zubereitungszeit: 25 Minuten

Zutaten für 2 Portionen:

- 250 g Möhren
- 8 getrocknete Feigen
- ½ Zitrone, Abrieb und Saft
- 1 EL Ahornsirup
- Kardamom, Zimt
- 400 ml Wasser

Zubereitung:

1. Das Wasser in einem Topf zum Kochen bringen.
2. Die Möhren waschen, schälen und in kleine Würfel schneiden. Die Möhrenwürfel ins kochende Wasser geben.
3. Die Feigen zunächst in Streifen und dann in sehr feine Stücke schneiden.
4. Die Zitrone waschen und fein raspeln. Die Zitrone pressen.
5. Die garen Möhrenwürfel, die Feigenstückchen und die Zitronenraspel in einen Mixbehälter geben und mit dem Ahornsirup und dem Zitronensaft pürieren. Mit Kardamom und Zimt abschmecken.
6. In ein Einmachglas füllen, im Kühlschrank aufbewahren und innerhalb von einer Woche verbrauchen.

Möhren-Orangen-Kokos-Aufstrich

Nährwerte pro Portion: 321,7 kcal, 18,1 g KH, 4,2 g EW, 24,1 g FE
Zubereitungszeit: 20 Minuten

Zutaten für 2 Portionen:

- 250 g Möhren
- 1 Orange, Abrieb und Saft
- 200 ml Kokosmilch

Zubereitung:

1. Die Möhren waschen, putzen und raspeln.
2. Die Orange waschen, reiben und auspressen.
3. Die geraspelten Möhren mit dem Orangenabrieb, dem ausgepressten Orangensaft und der Kokosmilch in einem Topf zum Kochen bringen.
4. 10 Minuten bei mittlerer Hitze garen.
5. Die gare Masse pürieren und in ein Einmachglas füllen.
6. Die Masse wird fester, wenn sie kühler wird. Gekühlt ca. 10 Tage haltbar.

Mozzarellakugeln, frittiert mit Tomatenpesto

Nährwerte pro Portion: 606,6 kcal, 22,9 g KH, 22,4 g EW, 46,7 g FE
Zubereitungszeit: 25 Minuten

Zutaten für 2 Portionen:

- 150 g Mozzarellakugeln
- 1 Ei
- 50 g Semmelbrösel
- 0,5 Zitrone, Abrieb und Saft
- 1 TL Chilischote, gehackt
- 1 TL Paprikapulver
- 3 EL Pesto, rot (Glas)
- 1 Knoblauchzehe
- 2 EL Tomaten, getrocknet
- 4 EL Rapsöl
- Salz, Pfeffer

Zubereitung:

1. Die Zitrone waschen und fein reiben.
2. Den Zitronenabrieb mit den Semmelbröseln, dem Chili und Paprikapulver in einem Schälchen vermischen.
3. Das Ei in einem zweiten Schälchen verrühren.
4. Die Mozzarellakugeln in das Ei tunken und in der Panade wälzen. Noch einmal wiederholen.
5. Das Öl in einer beschichteten Pfanne erhitzen.
6. Dann die doppelt panierten Mozzarellakugeln in die Pfanne geben und 5 Minuten frittieren.
7. Währenddessen den Knoblauch schälen, pressen und mit dem Pesto verrühren.
8. Die getrockneten Tomaten klein hacken und unter das Pesto mischen.
9. Die fertig frittierten Mozzarellakugeln auf einem Teller mit Küchenpapier abtropfen lassen.
10. Auf 2 Tellern verteilen und mit dem Pesto servieren.

Müsli-Riegel mit Hafer und Feigen

Nährwerte pro Portion / Riegel: 125,1 kcal, 14 g KH, 3,7 g EW, 5,3 g FE
Zubereitungszeit: 25 Minuten

Zutaten für 2 Portionen / 8 Stück:

- 100 g Haferflocken
- 100 g getrocknete Feigen
- 2 Äpfel
- 50 g Mandeln
- 20 g Leinsamen oder Chia-Samen

Zubereitung:

1. Die Haferflocken in einer beschichteten Pfanne rösten.
2. Datteln und Mandeln klein hacken.
3. Datteln, Mandeln, Haferflocken und Leinsamen in einer Schüssel vermischen.
4. Die Äpfel waschen und in die Schüssel reiben.
5. Aus den Zutaten einen Teig kneten.
6. Aus dem Teig 8 gleich große Riegel formen.
7. Bei 120 °C im Backofen backen.
8. Zum Aufbewahren bietet sich eine Keksdose an.

Nutella-Alternative, vegan

Nährwerte pro Portion / EL: 109,2 kcal, 3,4 g KH, 2,5 g EW, 9,2 g FE
Zubereitungszeit: 30 Minuten

Zutaten für 2 Portionen:

- 400 g Haselnüsse
- 2 EL Kakaopulver
- 80 g Kuvertüre
- 30 ml Ahornsirup
- ½ Päckchen Vanillezucker
- 2 EL Hafermilch
- 200 ml Wasser

Zubereitung:

1. Backofen auf 180 °C vorheizen.
2. Die Nüsse 15 Minuten rösten.
3. Währenddessen das Wasser in einem Wasserkocher erhitzen und in einen Topf geben. Die Kuvertüre in einem wasserdichten Behälter ins heiße Wasserbad geben und schmelzen.
4. Die gerösteten Nüsse in einem Mixbehälter zerkleinern, bis ein Nussmus entsteht.
5. Die Kuvertüre, den Vanillezucker, das Kakaopulver und die Hafermilch dazugeben und pürieren.
6. Zuletzt den Ahornsirup dazugeben und pürieren. Und das Nussmus in ein Einmachglas füllen.

Remoulade, vegan

Nährwerte pro Portion / EL: 67,1 kcal, 0,7 g KH, 0,1 g EW, 7,1 g FE
Zubereitungszeit: 5 min

Zutaten für 2 Portionen:

- 100 ml Hafermilch
- 120 ml Rapsöl
- 1 EL Essig
- 1 TL Dijonsenf
- 75 g Gewürzgurke
- 2 EL Gewürzgurkenwasser
- 1 TL Zucker

Zubereitung:

1. Hafermilch mit Essig, Senf, Gewürzgurkenwasser, Zucker und Essig in einem Mixbehälter verrühren.
2. Das Rapsöl dazugeben und weiter verrühren, bis eine cremige Konsistenz entsteht.
3. Die Gewürzgurke klein hacken und unterrühren.

Rote-Bete-Granatapfel-Hafertürmchen

Nährwerte pro Portion: 386,1 kcal, 40 g KH, 11,3 g EW, 18,8 g FE
Zubereitungszeit: 30 Minuten

Zutaten für 2 Portionen:

- 175 g Rote Bete (Glas)
- 1 EL flüssiger Honig
- ½ EL Apfelessig
- 1 TL Senf, süß
- Salz
- 1 EL Rapsöl
- 1 Granatapfel
- 6 Haferkekse
- 100 g Frischkäse
- 2 EL geröstete Mandeln
- 30 g Feldsalat

Zubereitung:

1. Rote Bete fein würfeln.
2. Honig, Essig, Senf und Öl zu einer Vinaigrette verrühren. Mit Salz würzen.
3. Die Rote Bete in der Vinaigrette marinieren.
4. Die Kerne des Granatapfels lösen.
5. Die Haferkekse krümelig mörsern.
6. Den Frischkäse mit den Haferkekskrümeln verrühren.
7. Einen Ausstechring (8 cm Ø) auf einen Teller stellen.
8. 1/4 der Bröselmasse in den Ausstecherring geben und zu einem festen Boden andrücken.
9. Erst 1 Schicht Rote Bete, dann 1 Schicht Granatapfel, dann 1 Schicht Rote Bete anhäufen.
10. Schritt 7 bis 9 wiederholen.
11. Die Mandeln klein mörsern und auf den Türmchen verteilen.
12. Den Feldsalat waschen, trocken schleudern und um die Rote-Bete-Türmchen anrichten. Die restliche Vinaigrette auf dem Feldsalat verteilen.

Rote-Bete-Grissinis mit Orangendip

Nährwerte pro Portion: 371,1 kcal, 60,2 g KH, 12,2 g EW, 8,5 g FE
Zubereitungszeit: 30 Minuten

Zutaten für 2 Portionen:

- ½ Rote Bete (ca. 120 g)
- 140 g Dinkelmehl (Type 1050)
- 1 TL Backpulver
- Salz
- 1 EL Olivenöl
- 45 ml Wasser
- ½ Orange, Abrieb und Saft
- ½ TL Kurkuma
- 125 g Naturjoghurt, 0,2 %
- 45 ml Wasser

Zubereitung:

1. Backofen auf 200 °C vorheizen.
2. Rote Bete waschen, schälen und raspeln.
3. Mehl mit Backpulver und ¼ TL Salz vermischen. Nach und nach Rote-Bete-Raspel, 45 ml warmes Wasser und Öl dazugeben und zu einem Teig kneten.
4. Den Teig in 8 gleich große Stücke teilen und zu langen dünnen Grissinis rollen.
5. Die Grissinis auf ein mit Backpapier ausgelegtes Backblech legen. 20 Minuten backen.
6. Währenddessen die Orange waschen, reiben und auspressen.
7. Den Orangenabrieb mit dem Orangensaft, dem Kurkuma und dem Joghurt verrühren.
8. Die fertigen Grissinis auf einem Teller anrichten und mit dem Orangendip servieren.

Rucola-Tomaten-Dip

Nährwerte pro Portion: 103,1 kcal, 8,8 g KH, 15,3 g EW, 0,6 g FE
Zubereitungszeit: 10 Minuten

Zutaten für 2 Portionen:

- 1 Tomate
- 250 g Skyr
- 1 EL Zitronensaft
- 75 g Rucola
- 1 Knoblauchzehe
- Salz, Pfeffer
- 3 EL Wasser

Zubereitung:

1. Den Rucola waschen, trocken schütteln und vierteln.
2. Den Knoblauch schälen und in einen Mixbehälter pressen.
3. Die Tomate waschen, klein schneiden und zusammen mit dem Rucola, dem Knoblauch, 3 EL Wasser und dem Skyr pürieren.
4. Mit Zitronensaft, Salz und Pfeffer abschmecken und als Dip zu Brot, Kartoffeln oder Gemüse servieren.

Sellerie mit Kräuterquark

Nährwerte pro Portion: 134,6 kcal, 11,1 g KH, 17,9 g EW, 0,9 g FE
Zubereitungszeit: 15 Minuten

Zutaten für 2 Portionen:

- 400 g Stangensellerie
- 250 g Magerquark, 0,2 %
- ¼ Bund Petersilie
- 1 EL Zitronensaft
- ¼ Bund Dill
- ½ Gurke
- ½ Zwiebel

Zubereitung:

1. Die Zwiebel schälen und klein hacken.
2. Den Magerquark mit dem Zitronensaft und der Zwiebel verrühren.
3. Die Petersilie waschen, klein hacken und mit dem Quark verrühren.
4. Den Dill klein hacken und ebenfalls mit dem Quark verrühren.
5. Die Gurke waschen und in den Quark raspeln.
6. Die Selleriestangen waschen, putzen und in fingergroße Stangen schneiden. Mit dem Kräuterquark servieren.

Tofu, frittiert mit Petersilie

Nährwerte pro Portion: 185,9 kcal, 2,5 g KH, 10,3 g EW, 14,8 g FE
Zubereitungszeit: 15 Minuten

Zutaten für 2 Portionen:

- 200 g Tofu
- ½ Bund Petersilie
- 3 EL Sojasoße
- 2 EL Rapsöl

Zubereitung:

1. Das Öl in einer beschichteten Pfanne erhitzen.
2. Den Tofu in Scheiben schneiden und 10 Minuten von beiden Seiten anbraten.
3. Die Petersilie waschen, trocken tupfen und klein hacken.
4. Den fertigen Tofu mit der Sojasoße beträufeln. Mit der Petersilie bestreuen und sofort servieren.

Zucchinischiffchen mit Sojabolognese

Nährwerte pro Portion: 298,8 kcal, 10,6 g KH, 32,9 g EW, 13,3 g FE
Zubereitungszeit: 25 Minuten

Zutaten für 2 Portionen:

- 2 Zucchini
- 50 g Feta light
- 50 g Sojagranulat
- 240 g Tomaten (Dose)
- 1 Zwiebel
- ½ Bund Petersilie
- 2 EL Rapsöl
- 200 ml Wasser
- ½ TL Gemüsebrühe

Zubereitung:

1. Den Backofen auf 180 °C vorheizen.
2. Das Wasser im Wasserkocher erhitzen und in eine Schüssel füllen. Das Gemüsebrühepulver einrühren. Das Sojagranulat in die Schüssel geben und in der Gemüsebrühe 10 Minuten quellen lassen.
3. Währenddessen die Zucchini waschen, der Länge nach halbieren und die Hälften aushöhlen. Das Zucchinifruchtfleisch klein würfeln.
4. Das Öl in einer beschichteten Pfanne erhitzen.
5. Die Zwiebel schälen, klein würfeln und anschwitzen.
6. Die Petersilie waschen, trocken tupfen und klein hacken.
7. Das Sojagranulat mit der Gemüsebrühe in die Pfanne geben und bei starker Hitze garen.
8. Die Tomaten und die Zucchiniwürfel dazugeben und 5 Minuten garen.
9. Die Sojabolognese in die Zucchinischiffchen füllen. Den Feta zerbröseln und über die Zucchinischiffchen streuen. 10 Minuten backen.
10. Die fertigen Zucchinischiffchen mit der Petersilie bestreuen und sofort servieren. Dazu passt grüner Salat.

Kalorienarme Alternative zu Chips: Topinambur Chips

Nährwerte pro Portion: 215,3 kcal, 21,3 g KH, 2,5 g EW, 9,9 g FE
Zubereitungszeit: 25 Minuten

Zutaten für 2 Portionen:

- 250 g Topinambur
- 2 EL Rapsöl
- Salz, Paprikapulver

Zubereitung:

1. Backofen auf 200 °C vorheizen.
2. Topinambur schälen, waschen und in dünne Scheiben schneiden.
3. Die Topinambur-Scheiben in einer Schale gut mit dem Öl vermengen und auf einem Backblech verteilen. 15 Minuten backen.
4. Mit Salz und Paprikapulver abschmecken.

Zucchini aus dem Ofen

Nährwerte pro Portion: 423,5 kcal, 40,5 g KH, 17 g EW, 20,4 g FE
Zubereitungszeit: 30 Minuten

Zutaten für 2 Portionen:

- 750 g Zucchini

Für die Marinade:
- 50 g helle Misopaste
- 2 EL Sojasoße
- 2 EL Rapsöl
- 1 TL Sesamöl
- 2 Knoblauchzehen
- 3 TL Sesam, gemischt
- 250 g Sojajoghurt
- 0,5 Bund Petersilie
- 0,5 TL Salz

Zubereitung:

1. Backofen auf 200 °C vorheizen.
2. Zucchini waschen und der Länge nach halbieren.
3. Das Fruchtfleisch einritzen.
4. Die Misopaste mit Sojasoße, Rapsöl, Sesamöl verrühren.
5. Den Knoblauch schälen und in die Marinade pressen.
6. Die Zucchini mit der Marinade einreiben und mit Sesam bestreuen.
7. 20 Minuten im Backofen rösten.
8. Währenddessen den Joghurt mit Salz verrühren.
9. Die Petersilie waschen und klein hacken.
10. Die gerösteten Zucchinihälften auf 2 Tellern verteilen. Mit dem Joghurt und der Petersilie garnieren und servieren.

Desserts und Getränke

Warm und herzhaft zur kuscheligen Atmosphäre im Winter, kühl und erfrischend in der Hitze des Sommers oder ohne besonderen Anlass zu einem beliebigen Zeitpunkt in jeder Umgebung – des Öfteren verlangt es in uns Menschen nach etwas Süßem. Aber die Unterschiede zwischen den verschiedenen Süßwaren sind immens. Um das Beste vom Besten zu erhalten, stellen Sie Ihre Süßwaren doch einfach selbst her! Dieses letzte Kapitel zeigt, wie Sie Ihr Bedürfnis nach Süßem auf eine unvergleichlich leckere Art und Weise befriedigen können.

Dabei erwartet Sie von allem ein bisschen:

- Sie lieben Kuchen? Dann finden Sie Blitz-Rezepte für die Mikrowelle, die Sie in wenigen Minuten umsetzen!
- Sie trinken gerne Eistee und Smoothies? Für eine gesunde Erfrischung mit geringerem Zuckergehalt sind Sie mit dem Koriander-Eistee und den Detox-Smoothies in diesem Kapitel bestens beraten!
- Ohne Süßes geht für Sie gar nichts? Probieren Sie die Rezepte Apfel-Crumble, Grieß-Flan oder Marinierte Birnen mit Frischkäse-Creme und gerösteten Honig-Mandeln.

Auch Eis und süße Obstdessertideen finden Sie in diesem Kapitel. Aufgrund der vielen möglichen Dessertvariationen kann Ihnen dieses Kapitel jedoch nur eine kleine Auswahl bieten. Doch Sie können auch selbst schöpferisch tätig werden - haben Sie den Mut dazu!

5 Minuten Bananen-Schoko-Tassenkuchen für die Mikrowelle

Nährwerte pro Portion: 722,2 kcal, 104,6 g KH, 11,1 g EW, 28,2 g FE
Zubereitungszeit: 10 Minuten

Zutaten für 2 Portionen:

- 100 g Dinkelmehl
- 2 EL Zucker
- 0,5 TL Backpulver
- 2 Bananen
- 2 EL Butter
- 80 ml Hafermilch
- 1 Päckchen Vanillezucker
- 80 g Chocolate Chunks
- 1 TL Rapsöl

Zubereitung:

1. 2 Tassen für die Mikrowelle mit Öl einstreichen.
2. Das Mehl mit dem Zucker, dem Vanillezucker und dem Backpulver vermengen.
3. Die Bananen mit einer Gabel breiig drücken.
4. Den Bananenbrei, die Butter und die Hafermilch mit dem Mehl verrühren.
5. Die Chocolate Chunks unter den Teig mischen.
6. Den Teig auf die beiden Tassen verteilen.
7. Bei 800 Watt 30 Sekunden backen.
8. Nach 1 Minute noch einmal bei 800 Watt für 30 Sekunden backen.
9. Nach 1 weiteren Minute ein letztes Mal bei 800 Watt für 30 Sekunden backen.
10. Durch die Pausen sollte der Teig gleichmäßig in der Tasse aufgehen. 5 Minuten stehen lassen und dann servieren.

10 Minuten Zimtschnecken-Tassenkuchen für die Mikrowelle

Nährwerte pro Portion: 411,2 kcal, 51,3 g KH, 5,9 g EW, 20,1 g FE
Zubereitungszeit: 10 Minuten

Zutaten für 2 Portionen:

- 70 g Dinkelmehl
- 3 EL Zucker
- 1/2 TL Backpulver
- 1 TL Chai Gewürz
- 2 EL Pekannüsse, gehackt
- 2 EL Butter
- 60 ml Hafermilch
- 1 TL Zimt

Zubereitung:

1. Die Pekannüsse klein hacken.
2. Das Mehl mit 2 EL Zucker, dem Backpulver, dem Chai Gewürz und den Pekannüssen vermischen.
3. 1 EL Butter und die Hafermilch dazugeben und zu einem Teig verrühren.
4. Den Teig auf 2 Tassen (je 250 ml) für die Mikrowelle verteilen.
5. In einem Topf 1 EL Butter schmelzen und mit 1 EL Zucker und 1 TL Zimt vermischen.
6. Die Mischung auf dem Teig in den Tassen verteilen und vorsichtig die Hälfte unterheben.
7. 50 Sekunden in der Mikrowelle backen.
8. Für eine vegane Variante die Butter durch Kokosöl ersetzen

10 Minuten Haferkeks-Tassenkuchen für die Mikrowelle

Nährwerte pro Portion: 350,1 kcal, 54,9 g KH, 4,2 g EW, 18,7 g FE
Zubereitungszeit: 10 Minuten

Zutaten für 2 Portionen:

- 10 Haferkekse
- 200 ml Hafermilch

Zubereitung:

1. Die Kekse in eine Schüssel geben.
2. Die Hafermilch dazugeben. Die Kekse 5 Minuten einweichen lassen.
3. Dann die eingeweichten Kekse mit einer Gabel zu einem Brei verrühren.
4. Den Teig auf 2 Tassen für die Mikrowelle verteilen und bei 650 Watt 90 Sekunden backen.

Apfel-Crumble mit Buchweizen

Nährwerte pro Portion: 591,8 kcal, 104,6 g KH, 9,2 g EW, 14,1 g FE
Zubereitungszeit: 30 Minuten

Zutaten für 2 Portionen:

- 2 Äpfel
- 1 EL Zitronensaft
- 0,5 Päckchen Vanillezucker
- 100 g Buchweizen
- 50 g Rosinen
- 4 EL Dinkelmehl
- 2 EL Zucker
- 3 EL Butter
- Zimt

Zubereitung:

1. Den Backofen auf 200 °C vorheizen.
2. Eine beschichtete Pfanne erhitzen. Buchweizen 5 Minuten rösten.
3. Äpfel schälen und in 1 cm große Würfel schneiden. Zitronensaft, Vanillezucker, Rosinen und Zimt untermischen.
4. 2 Backförmchen einfetten.
5. Das Mehl mit Zucker und Butter zu einem Teig verkneten.
6. Die Förmchen mit den Apfelstückchen und den Rosinen füllen.
7. Mit den Teigkrümeln bestreuen und 20 Minuten backen.
8. Buchweizen auf dem fertigen Apfel-Crumble verteilen und heiß servieren.

Apfel mit Hafer-Mandel-Crunch

Nährwerte pro Portion: 675,4 kcal, 92,6 g KH, 13,3 g EW, 25,8 g FE
Zubereitungszeit: 20 Minuten

Zutaten für 2 Portionen:

- 2 Äpfel
- 2 EL Rapsöl
- 40 g Mandeln
- 120 g Haferflocken
- 150 g Erdbeeren
- 2 TL Erdbeermarmelade
- 4 EL Honig
- Zimt

Zubereitung:

1. Die Mandeln klein mörsern und in eine Schale geben.
2. Die Haferflocken untermischen.
3. Mit dem Öl und dem Honig vermischen und gleichmäßig auf einem Backblech verteilen.
4. Bei 180 °C 10 Minuten backen. Je nach gewünschtem Knuspergrad 1-5 Minuten länger backen.
5. Währenddessen die Äpfel waschen, in 2 Hälften schneiden und entkernen. Die Hälften aushöhlen.
6. Die Erdbeeren waschen, klein schneiden und mit der Erdbeermarmelade pürieren.
7. Die Apfelhälften mit dem knusprigen Hafer-Mandel-Crunch füllen und 5 Minuten backen.
8. Das Erdbeermus auf den fertigen Apfelhälften verteilen und mit Zimt bestreuen. Sofort servieren.

Erdbeeren mit Balsamico und Schokoraspeln

Nährwerte pro Portion: 257 kcal, 40,2 g KH, 2,9 g EW, 8,5 g FE
Zubereitungszeit: 15 Minuten

Zutaten für 2 Portionen:

- 250 g Erdbeeren
- 2 EL Zucker
- 1 EL Balsamico, dunkel
- 50 g Zartbitterschokolade

Zubereitung:

1. Den Zucker in einer beschichteten Pfanne schmelzen.
2. Die Erdbeeren waschen, putzen, halbieren und in der Pfanne 5 Minuten karamellisieren lassen.
3. Die Erdbeeren auf 2 Tellern verteilen. Mit dem Balsamico beträufeln.
4. Die Schokolade raspeln und über die Erdbeeren streuen. Sofort servieren.

Grießauflauf mit Mandarinen und Pinienkernen

Nährwerte pro Portion: 555,2 kcal, 76,2 g KH, 24,1 g EW, 16,4 g FE
Zubereitungszeit: 30 Minuten

Zutaten für 2 Portionen:

- 150 g Mandarinen (Dose)
- 50 g Zucker
- 50 g Weichweizengrieß
- 3 EL Dinkelmehl
- 100 ml Hafermilch
- 200 g Sojaquark
- 2 EL Pinienkerne

Zubereitung:

1. Den Backofen auf 170 °C vorheizen.
2. Zucker, Grieß, Hafermilch und Sojaquark in einer Schüssel verrühren.
3. Das Mehl hinzusieben und einrühren.
4. Den Grießquark auf 2 Förmchen verteilen.
5. Die abgetropften Mandarinen untermischen.
6. Die Pinienkerne mörsern und den Grießquark damit bedecken.
7. Im vorgeheizten Ofen 20 Minuten backen.
8. Auf einem Gitter etwas auskühlen lassen. Anschließend servieren oder komplett abkühlen lassen zum Mitnehmen.

Grieß-Flan-Dessert

Nährwerte pro Portion: 282,9 kcal, 47,3 g KH, 5,4 g EW, 6,2 g FE
Zubereitungszeit: 30 Minuten

Zutaten für 2 Portionen:

- 125 ml Hafermilch
- ⅓ Päckchen Puddingpulver für Grießpudding
- 20 g Pinienkerne, gehackt
- 0,5 Apfel
- 0,5 Banane
- 250 g Blaubeeren
- 0,5 EL Zitronensaft
- 6 Minzblätter
- 1,5 EL Zucker
- Puderzucker

Zubereitung:

1. Zucker in einem Topf karamellisieren und in 2 Flan-Förmchen füllen.
2. Hafermilch in einem Topf zum Kochen bringen, vom Herd nehmen und kräftig mit dem Puddingpulver verrühren.
3. Die Hälfte der Pinienkerne untermischen.
4. Pudding in die Förmchen füllen.
5. Den Apfel waschen und in kleine Stücke schneiden.
6. Die Banane schälen, in Scheiben schneiden.
7. Die Blaubeeren waschen und mit den Apfel- und Bananenstückchen und dem Zitronensaft vermischen.
8. Den Pudding auf 2 Teller stürzen. Mit dem Obst anrichten und mit Puderzucker und Minzblättern verzieren.

Himbeereis in 5 Minuten

Nährwerte pro Portion: 268,4 kcal, 38 g KH, 3,6 g EW, 7,5 g FE
Zubereitungszeit: 5 Minuten

Zutaten für 2 Portionen:

- 500 g Himbeeren, TK
- 50 ml Kokosmilch
- 50 g Honig

Zubereitung:

1. 2 EL der gefrorenen Himbeeren beiseitelegen. Den Rest in einen Mixbehälter geben und mit der Kokosmilch und dem Honig zu einer Eiscreme pürieren.
2. Das Eis in ein Glas geben, mit den Himbeeren garnieren und servieren.

Kartoffel-Pflaumen-Kuchen

Nährwerte pro Portion: 346 kcal, 74,2 g KH, 8,4 g EW, 1,4 g FE
Zubereitungszeit: 25 Minuten

Zutaten für 2 Portionen:

- 60 g Kartoffel, gar
- 30 ml Hafermilch
- 0,5 TL Backpulver
- 45 g Zucker
- 125 g Dinkelmehl
- 55 g Butter
- 2 Pflaumen

Zubereitung:

1. Backofen auf 200 °C vorheizen.
2. Die Kartoffeln pressen.
3. Das Mehl mit dem Backpulver und 30 g Zucker vermischen.
4. Die Milch, gepressten Kartoffeln und die Butter dazugeben und zu einem Teig verkneten.
5. Die Pflaumen waschen, entkernen und klein schneiden.
6. Den Teig auf dem Backblech plattdrücken und mit den Pflaumen belegen.
7. 15 Minuten backen.
8. In 6 Teile schneiden, mit dem restlichen Zucker bestreuen und servieren.

Marinierte Birnen mit Frischkäse-Creme und gerösteten Honig-Mandeln

Nährwerte pro Portion: 262,9 kcal, 46 g KH, 5,9 g EW, 5,1 g FE
Zubereitungszeit: 30 Minuten

Zutaten für 2 Portionen:

- 2 kleine Birnen
- 150 ml heller Traubensaft
- 1,5 EL Zucker
- 0,5 TL Zimt
- 2 TL Preiselbeer-Konfitüre
- 50 g Frischkäse, 0,2 %
- 20 geröstete Honig-Mandeln

Zubereitung:

1. Die Birnen schälen, halbieren und das Kerngehäuse entfernen.
2. Im Traubensaft bei kleiner Hitze 10 Minuten garen und mit Zucker und Zimt würzen.
3. Die Birnenhälften auf Teller drapieren.
4. Den Frischkäse kräftig mit dem Traubensud verrühren, bis eine Creme entsteht.
5. Die abgekühlten Birnenhälften mit der Preiselbeer-Konfitüre bestreichen und mit der Frischkäse-Creme befüllen.
6. Die gerösteten Honig-Mandeln mit dem Mörser zerkleinern und über die Birnenhälften streuen.

Papayaschiffchen

Nährwerte pro Portion: 233,1 kcal, 47,3 g KH, 2,8 g EW, 1,1 g FE
Zubereitungszeit: 20 Minuten

Zutaten für 2 Portionen:

- 1 Papaya
- 125 g Blaubeeren
- 100 g Himbeeren
- 1 Banane
- 0,5 Orange, Abrieb und Saft
- 2 EL Zucker
- 1 EL Himbeeressig
- 1 TL Senf
- 1 TL Chilifäden
- Salz, Pfeffer

Zubereitung:

1. Die Papaya waschen, halbieren und entkernen.
2. Mit einem Kugelausstecher kleine Kugeln aus dem Fruchtfleisch stechen und in eine Schüssel geben.
3. Die Blaubeeren waschen und mit den Papayabällchen vermischen.
4. Die Banane schälen und in Scheiben schneiden.
5. Die Orange waschen, raspeln und auspressen.
6. Den Orangensaft mit dem Zucker, Himbeeressig und dem Senf zu einer Vinaigrette verrühren.
7. Die Papayabällchen und die Blaubeeren mit der Vinaigrette vermengen und auf den Papayaschiffchen verteilen.
8. Die Papayaschiffchen mit der Banane und den Himbeeren dekorieren.
9. Den Rest der Vinaigrette mit Salz und Pfeffer abschmecken und über das Obst geben.
10. Mit den Chilifädchen bestreuen und servieren.

Rote Grütze

Nährwerte pro Portion: 223,3 kcal, 49,1 g KH, 2 g EW, 0,9 g FE
Zubereitungszeit: 30 Minuten

Zutaten für 2 Portionen:

- 75 g Erdbeeren
- 75 g Himbeeren
- 50 g Rote Johannisbeeren
- 175 g Sauerkirschen (Glas)
- 1 Zimtstange
- 30 g Zucker
- 1 EL Vanillezucker
- 1 EL Speisestärke

Zubereitung:

1. Die Johannisbeeren waschen und abzupfen.
2. Die Sauerkirschen abgießen. Das Kirschwasser auffangen. 1,5 EL in eine große Schüssel geben.
3. Die Erdbeeren waschen und putzen.
4. Die Himbeeren waschen.
5. 150 ml Kirschwasser mit dem Zimt, Zucker und dem Vanillezucker in einem Topf zum Kochen bringen.
6. Die Himbeeren, Erdbeeren und Johannisbeeren dazugeben und 5 Minuten bei mittlerer Hitze kochen.
7. Den Zimt entfernen.
8. Die Beeren pürieren.
9. Die Speisestärke zu den 1,5 EL Kirschwasser geben und verrühren.
10. Die pürierten Beeren dazugeben und verrühren.
11. Die Sauerkirschen unter die Beerenmasse mischen.
12. Im Topf zum Kochen bringen und dann auf 2 Schälchen verteilen. Warm mit Eis servieren oder als späteren Nachtisch kaltstellen.

Süße Schupfnudeln mit heißen Kirschen und Vanillesoße

Nährwerte pro Portion: 437,6 kcal, 83,6 g KH, 4,7 g EW, 8,6 g FE
Zubereitungszeit: 30 Minuten

Zutaten für 2 Portionen:

- 250 g Schupfnudeln
- 1 EL Butter
- 220 g Schattenmorellen (1/2 Glas)
- 400 ml Hafermilch
- 0,5 Vanilleschote oder 1 Päckchen Vanillezucker
- 2,5 EL Speisestärke
- 2,5 EL Zucker
- 3 EL Wasser
- Salz

Zubereitung:

1. Die Butter in einer beschichteten Pfanne heiß werden lassen.
2. Die Schupfnudeln 5 Minuten knusprig braten.
3. 100 ml Hafermilch mit 2 EL Speisestärke verrühren.
4. Die Vanilleschote aufschneiden, das Mark auskratzen und mit 1 EL Zucker und der restlichen Hafermilch in einem Topf aufkochen.
5. Die Schattenmorellen abtropfen lassen und das Kirschwasser in einer Schüssel auffangen.
6. Die Hafermilch mit der Stärke und der Vanillemilch hinzufügen und gut verrühren. Bei kleiner Hitze 5 Minuten cremig werden lassen.
7. 1,5 EL Zucker in einem Topf karamellisieren und mit dem Kirschwasser löschen. Bei kleiner Hitze köcheln lassen.
8. 0,5 EL Speisestärke mit dem Wasser verrühren und das Kirschwasser hinzufügen. Gut verrühren, dann die Schattenmorellen hineingeben und 5 Minuten köcheln lassen.
9. Die Schupfnudeln mit den heißen Kirschen auf 2 Tellern anrichten und mit Vanillesoße servieren.

Süße Schupfnudeln mit roter Grütze

Nährwerte pro Portion: 444,4 kcal, 91,3 g KH, 4,2 g EW, 5,7 g FE
Zubereitungszeit: 15 Minuten

Zutaten für 2 Portionen:

- 250 g Schupfnudeln
- 1 EL Butter
- 1 EL Zucker
- 250 g Rote Grütze

Zubereitung:

1. Die Butter in einer beschichteten Pfanne heiß werden lassen.
2. Die Schupfnudeln 10 Minuten goldbraun anbraten.
3. Die Schupfnudeln mit roter Grütze auf 2 Tellern anrichten und mit Zucker bestreuen.

Apfel-Rotkohl-Smoothie

Nährwerte pro Portion: 116,8 kcal, 25,7 g KH, 1 g EW, 0,6 g FE
Zubereitungszeit: 10 Minuten

Zutaten für 2 Portionen:

- 20 g Rotkohl
- 1 Möhre
- 1 Apfel
- 300 ml Apfelsaft
- 5 g Ingwer
- 150 ml Wasser

Zubereitung:

1. Den Rotkohl waschen, klein schneiden und in einen Mixbehälter geben.
2. Die Möhre und den Apfel waschen, putzen, klein schneiden und mit dem Rotkohl und dem Apfelsaft pürieren.
3. Das Wasser dazugeben und noch einmal mixen.
4. Den Smoothie auf 2 Gläser verteilen. Den Ingwer schälen, in dünne Scheibchen schneiden und die Smoothies damit dekorieren.

Apfel-Sellerie-Smoothie

Nährwerte pro Portion: 167,2 kcal, 37,9 g KH, 1,2 g EW, 0,9 g FE
Zubereitungszeit: 10 Minuten

Zutaten für 2 Portionen:

- 1 Stangensellerie (80 g)
- 1 Apfel
- 400 ml Apfelsaft
- 1 EL Zitronensaft
- 1 EL Honig

Zubereitung:

1. Den Sellerie waschen, klein schneiden und in einen Mixbehälter geben.
2. Den Apfel waschen, entkernen, klein schneiden und dazugeben.
3. Zusammen mit dem Apfelsaft, dem Zitronensaft und dem Honig pürieren.
4. Den Smoothie auf 2 Gläser verteilen und sofort servieren.

Blaubeer-Bananen-Erdbeer-Shake

Nährwerte pro Portion: 196,1 kcal, 35,5 g KH, 3,9 g EW, 1,8 g FE
Zubereitungszeit: 10 Minuten

Zutaten für 2 Portionen:

- 400 ml Hafermilch
- 2 Kugeln Bananeneis
- 250 g Blaubeeren
- 250 g Erdbeeren
- 2 Minzblätter

Zubereitung:

1. Die Erdbeeren und Blaubeeren waschen, klein schneiden und in einen Mixbehälter geben.
2. Mit dem Bananeneis und der Hafermilch pürieren.
3. Den fertigen Shake auf 2 Gläser verteilen und jeweils mit 1 Minzblatt garnieren. Sofort servieren.

Grünkohl-Smoothie

Nährwerte pro Portion: 169,1 kcal, 37,3 g KH, 1,9 g EW, 0,7 g FE
Zubereitungszeit: 10 Minuten

Zutaten für 2 Portionen:

- 40 g Grünkohl
- 1 Apfel
- 1 EL Zitronensaft
- 200 g kernlose Trauben
- 100 ml Apfelsaft
- 1 EL Honig

Zubereitung:

1. Grünkohl putzen, waschen und klein schneiden.
2. Den Apfel und die Trauben waschen und klein schneiden.
3. Alles in einen Mixbehälter geben und mit dem Apfelsaft, Zitronensaft und dem Honig pürieren. Frisch servieren.

Gurken-Blaubeer-Smoothie

Nährwerte pro Portion: 310,8 kcal, 45,8 g KH, 6,4 g EW, 9,8 g FE
Zubereitungszeit: 10 Minuten

Zutaten für 2 Portionen:

- 10 g Leinsamen, geschrotet
- 400 ml Orangensaft
- 200 g Gurke
- 1 Banane
- 1/4 Bund Minze
- 100 g Blaubeeren
- 2 TL Cashewkerne

Zubereitung:

1. Gurke waschen, schälen, klein schneiden und in einen Mixbehälter geben.
2. Banane schälen, klein schneiden und dazugeben.
3. Die Minze waschen, die Blätter abzupfen und 2 Blätter beiseitelegen. Den Rest dazugeben.
4. Heidelbeeren waschen und mit dem Orangensaft dazugeben. Alles pürieren.
5. Den fertigen Smoothie auf 2 Gläser verteilen.
6. Die Leinsamen und Cashews in die Mitte des Smoothies setzen. Den Smoothie mit einem Minzblatt garnieren und servieren.

Kokos-Bananen-Blaubeer-Smoothie

Nährwerte pro Portion: 210,1 kcal, 42,8 g KH, 2,3 g EW, 2 g FE
Zubereitungszeit: 10 Minuten

Zutaten für 2 Portionen:

- 125 g Blaubeeren
- 300 g Banane
- 600 ml Kokoswasser
- Zimt

Zubereitung:

1. Blaubeeren waschen und 6 Beeren zur Seite legen. Den Rest in einen Mixbehälter geben.
2. Die Bananen schälen, klein schneiden und in den Mixbehälter geben.
3. Mit dem Kokoswasser pürieren.
4. Den Smoothie auf 2 Gläser verteilen und mit etwas Zimt bestreuen. 3 Blaubeeren in die Mitte setzen und servieren.

Kokos-Smoothie

Nährwerte pro Portion: 115,9 kcal, 24,2 g KH, 1,1 g EW, 1,3 g FE
Zubereitungszeit: 10 Minuten

Zutaten für 2 Portionen:

- 500 ml Kokoswasser
- 1 Banane
- 1 TL Vanillemark
- 1 Päckchen Vanillezucker
- 2 TL Zitronensaft

Zubereitung:

1. Die Banane schälen und klein schneiden.
2. Die Banane mit dem Kokoswasser und dem Vanillemark in einem Mixbehälter pürieren.
3. Den Rand von 2 Gläsern mit dem Zitronensaft beträufeln.
4. Den Vanillezucker auf einen flachen Teller geben. Den Rand der Gläser im Vanillezucker wälzen. Den Smoothie einfüllen. Servieren.

Koriander-Eistee

Nährwerte pro Portion: 99,9 kcal, 23,9 g KH, 0,3 g EW, 0 g FE
Zubereitungszeit: 15 Minuten

Zutaten für 2 Portionen:

- 2 Beutel Grüntee
- 1/2 Bund Koriander
- 3 EL Zucker
- 3 EL Zitronensaft
- 6 Eiswürfel
- 300 ml Wasser
- 200 ml Wasser, kalt

Zubereitung:

1. Den Zucker in einem Topf karamellisieren und anschließend mit Zitronensaft ablöschen.
2. Den Koriander waschen, 6 Blättchen beiseitelegen. Den Rest fein hacken und dazugeben.
3. 300 ml Wasser in einem Wasserkocher für den grünen Tee erhitzen.
4. Den grünen Tee nur 2 Minuten ziehen lassen und in eine Kanne füllen.
5. Den Koriander-Zucker-Sud in die Kanne sieben.
6. Mit kaltem Wasser, Eiswürfeln und den Korianderblättchen auffüllen. Sofort servieren.

Mango-Lassi, vegan

Nährwerte pro Portion: 157,9 kcal, 26,8 g KH, 1,4 g EW, 4,6 g FE
Zubereitungszeit: 10 Minuten

Zutaten für 2 Portionen:

- 1 Mango
- 150 g Haferjoghurt
- 100 ml Hafermilch
- 1 TL Zitronensaft
- 1 TL Ahornsirup
- Zimt

Zubereitung:

1. Die Mango waschen, halbieren und mit einem spitzen Löffel aushöhlen.
2. Die Mangostücke mit dem Haferjoghurt, der Hafermilch, dem Zitronensaft und dem Ahornsirup in einem Mixbehälter fein pürieren.
3. Den fertigen Mango-Lassi mit Zimt bestreuen und sofort servieren.

Matcha-Erdbeer-Schoko-Shake

Nährwerte pro Portion: 290 kcal, 39,3 g KH, 10,4 g EW, 6,9 g FE
Zubereitungszeit: 10 Minuten

Zutaten für 2 Portionen:

- 400 ml Hafermilch
- 2 Kugeln Schokoladeneis
- 250 g Erdbeeren
- 2 TL Matchapulver

Zubereitung

1. Die Erdbeeren waschen, klein schneiden und in einen Mixbehälter geben.
2. Mit dem Schokoladeneis und der Hafermilch pürieren.
3. Das Matchapulver dazugeben und noch mal kurz mixen.
4. Den fertigen Shake auf 2 Gläser verteilen und sofort servieren.

Möhren-Smoothie

Nährwerte pro Portion: 177,7 kcal, 39,2 g KH, 1,9 g EW, 0,8 g FE
Zubereitungszeit: 10 Minuten

Zutaten für 2 Portionen:

- 100 g Möhren
- 150 g Äpfel
- 250 ml Orangensaft
- 250 ml Apfelsaft
- 150 ml Wasser
- 1 TL Agavendicksaft

Zubereitung:

1. Die Möhren schälen, klein schneiden und in einen Mixbehälter geben.
2. Die Äpfel waschen, klein schneiden und dazugeben.
3. Zusammen mit dem Orangensaft, dem Apfelsaft, dem Wasser und dem Agavendicksaft pürieren. Sofort servieren.

Pfirsich-Eistee

Nährwerte pro Portion: 115,3 kcal, 26,6 g KH, 0,6 g EW, 0,3 g FE
Zubereitungszeit: 20 Minuten

Zutaten für 2 Portionen:

- 2 Pfirsiche
- 2 Beutel Schwarztee
- 1 TL Zitronensaft
- 2 EL Zucker
- 375 ml Wasser
- 250 ml Wasser, kalt
- 8 Eiswürfel

Zubereitung:

1. Die Pfirsiche waschen und in Spalten schneiden. 6 Spalten beiseitelegen.
2. Mit 125 ml Wasser und dem Zucker in einem Topf aufkochen. 10 Minuten köcheln lassen.
3. 250 ml Wasser in einem Wasserkocher erhitzen, den Schwarztee übergießen und 5 Minuten ziehen lassen.
4. Die Eiswürfel in eine große Kanne geben und den schwarzen Tee hinzufügen.
5. Den Pfirsich-Sud durch ein Sieb abgießen und in die Kanne geben.
6. 250 ml kaltes Wasser und die 6 Pfirsichspalten hinzufügen. Den Eistee sofort servieren.

Power-Smoothie mit Kiwi, Apfel und Spinat

Nährwerte pro Portion: 86,7 kcal, 15,1 g KH, 1,7 g EW, 1,4 g FE
Zubereitungszeit: 15 Minuten

Zutaten für 2 Portionen:

- 2 Kiwis
- 1 Apfel
- 60 g Babyspinat
- 1 kleines Stück Ingwer
- 500 ml Wasser

Zubereitung:

1. Die Kiwis schälen, halbieren, jeweils den Strunk entfernen und das Fruchtfleisch klein schneiden.
2. Den Apfel waschen und klein schneiden.
3. Den Spinat waschen und trocken tupfen.
4. Den Ingwer schälen und zerkleinern.
5. Alle Zutaten mit dem Wasser in den Mixer geben und 1 Minute lang pürieren.
6. Den Smoothie auf 2 Gläser verteilen.

Printed in Poland
by Amazon Fulfillment
Poland Sp. z o.o., Wrocław

29404446R00112